Joachim Feldkamp

Gut leben mit Hashimoto

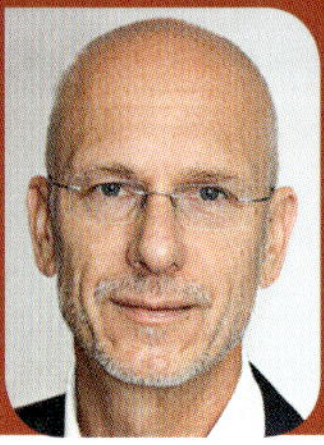

PD Dr. med. Joachim Feldkamp, Chefarzt am Klinikum Bielefeld und 1. Vorsitzender im Beirat von Forum Schilddrüse e.V., setzt sich für die Aufklärung der von Schilddrüsenerkrankungen Betroffenen ein. Er hat Tausende Patienten mit Hashimoto-Thyreoiditis behandelt. Ihm ist wichtig, mit falschen Fakten und Mythen rund um dieses Thema aufzuräumen und den Patienten kompetente Hilfe anzubieten. Er arbeitet mit Selbsthilfegruppen zusammen und kennt aus seiner täglichen Praxis die Fragen, Wünsche und Nöte der Patienten. Neben seiner klinischen Tätigkeit und eigenen Forschungsprojekten arbeitet er in Kooperation mit der Arbeitsgruppe von Prof. Schott an der Universität Düsseldorf an den Grundlagen der Entstehung der Hashimoto-Thyreoiditis sowie deren Folgen für die Betroffenen.

Joachim Feldkamp

Gut leben mit Hashimoto

Das ganzheitliche Selbsthilfeprogramm

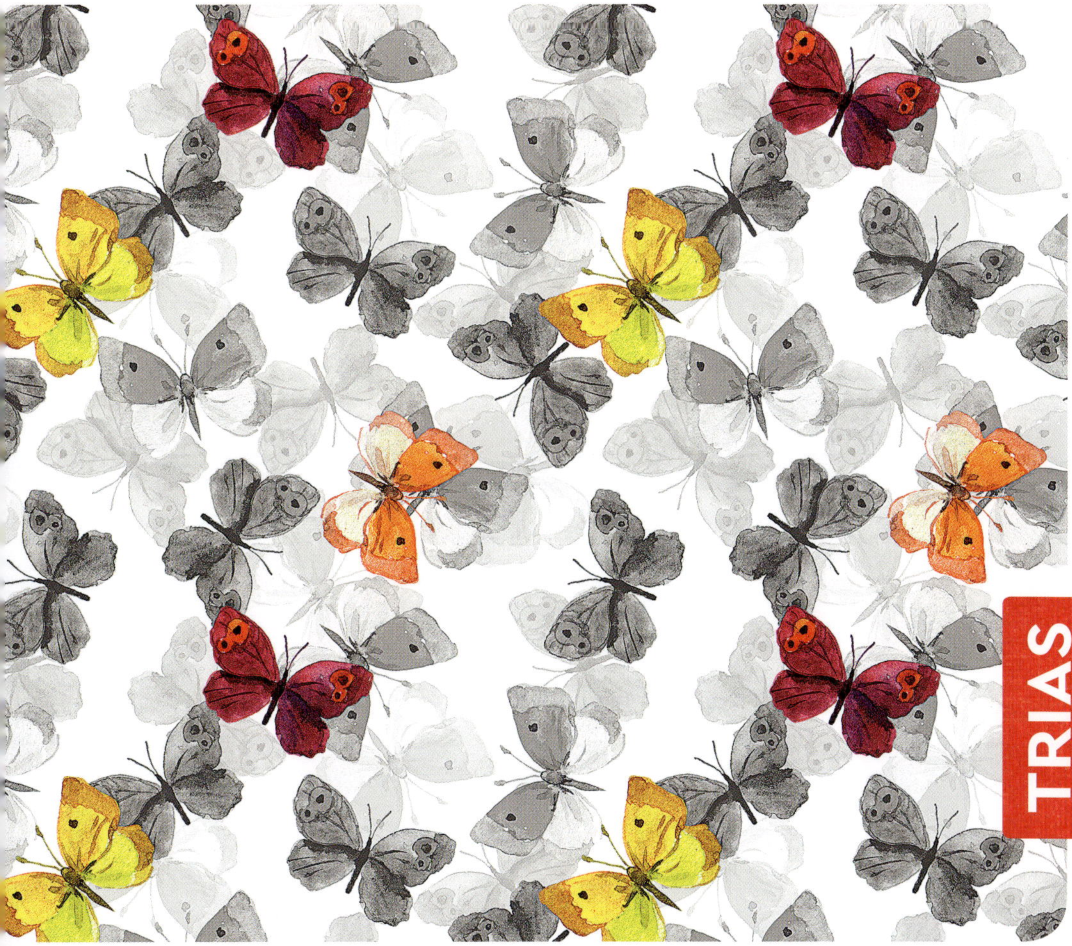

TRIAS

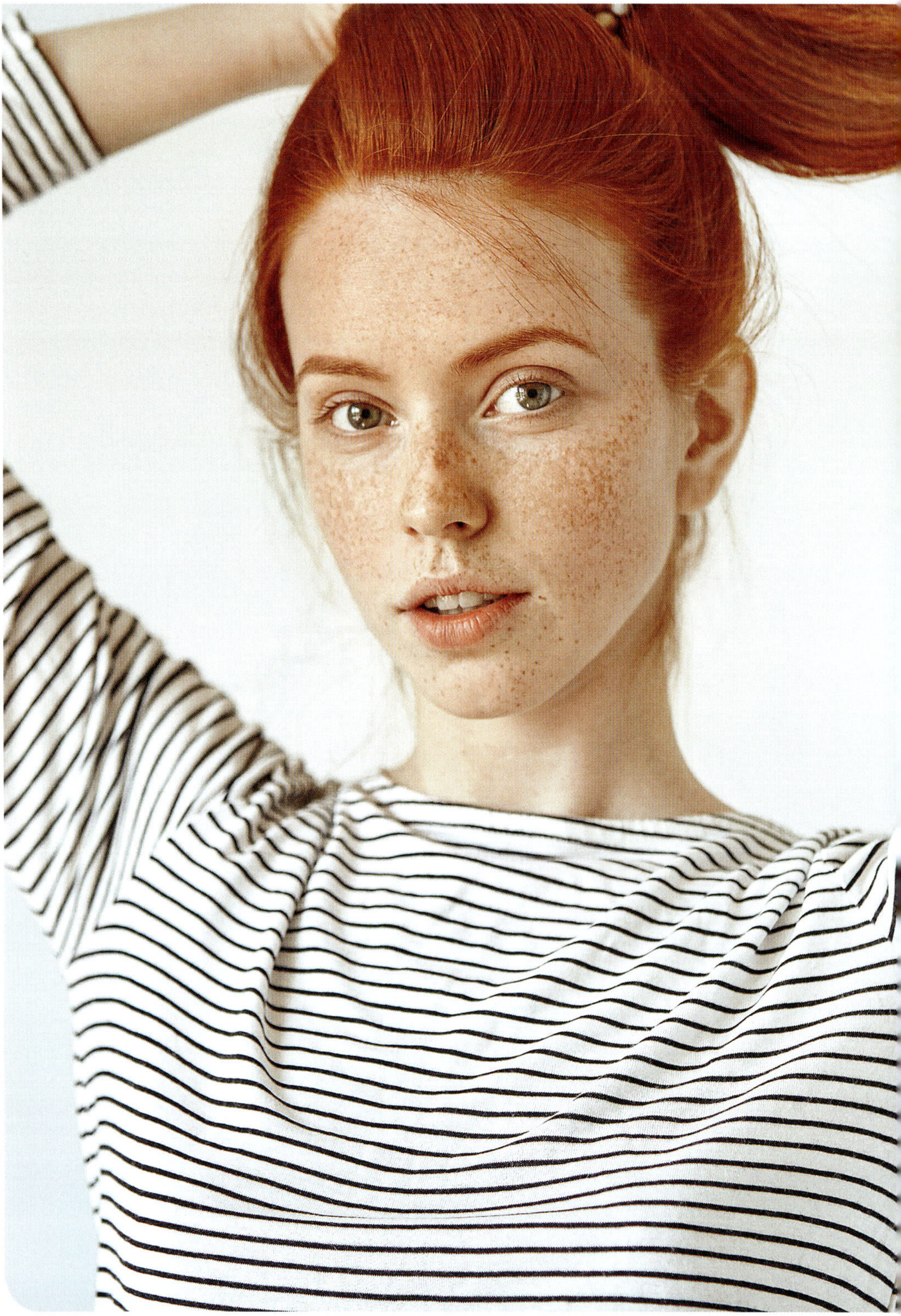

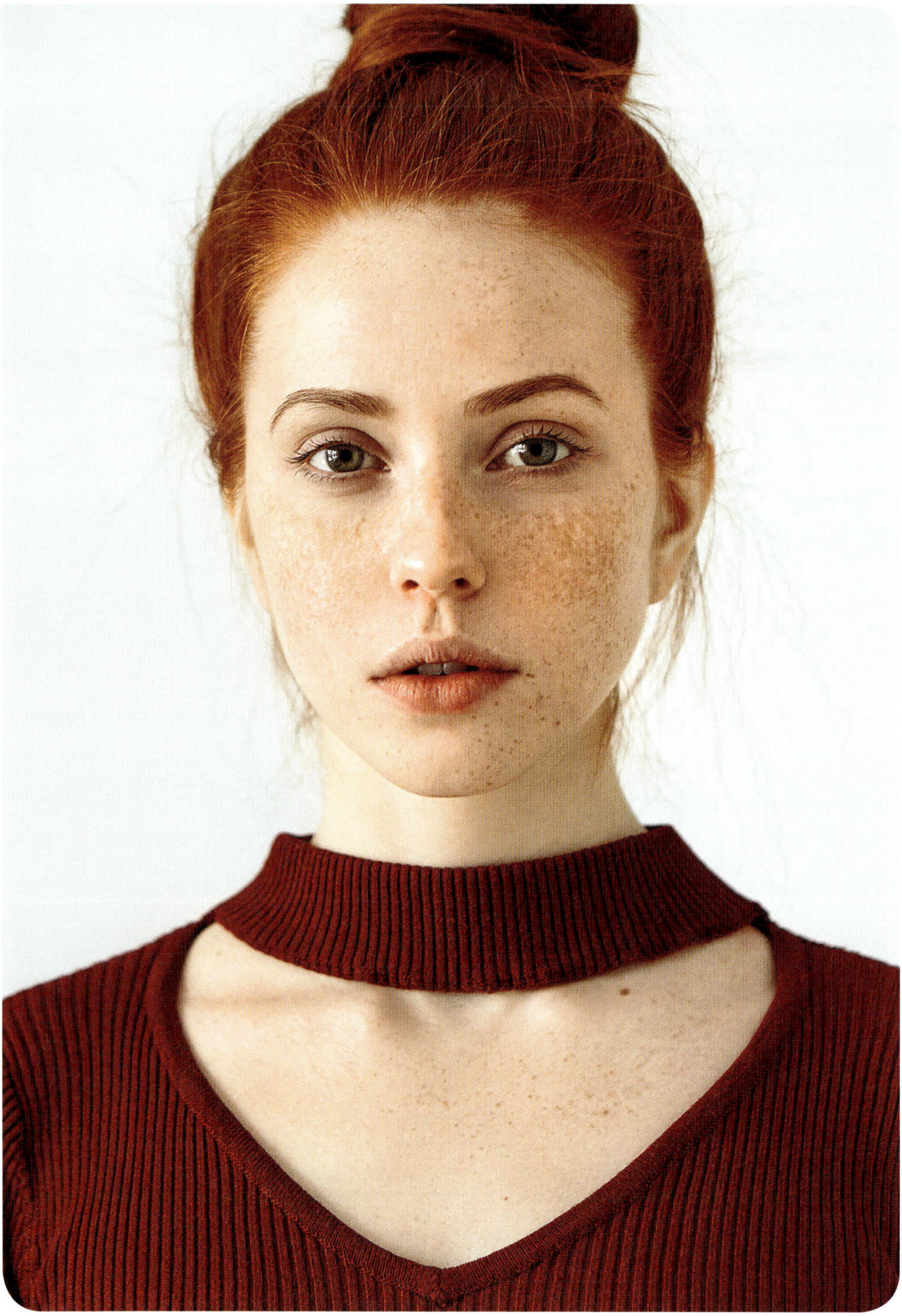

Liebe Leserinnen, liebe Leser,

die Hashimoto-Erkrankung ist die häufigste Ursache für eine Unterfunktion der Schilddrüse. Da sie schleichend beginnt, werden die Symptome in vielen Fällen erst spät erkannt und die Patienten durchleiden häufig eine Zeit der Unsicherheit, bis die Therapie einsetzt. Bei dieser Krankheit richtet sich das Immunsystem gegen körpereigene Organstrukturen – verständlich, dass dies bei vielen Betroffenen Ängste hervorruft.

Seit fast drei Jahrzehnten betreue ich Patienten mit Hashimoto-Thyreoiditis. Dabei ist mir bewusst geworden, dass viele Menschen einen hohen Informationsbedarf haben. Doch Internetrecherchen führen oft nur zu einem bruchstückhaften Bild dieser Störung und ihrer Folgen. Eine große Menge an nichtwissenschaftlicher Literatur und Behandlungsvorschläge von selbst ernannten Heilern können den Suchenden in ein unüberschaubares Dickicht von Ratschlägen und Therapieempfehlungen führen.

Ich habe deshalb versucht, den aktuellen Stand des Wissens zur Hashimoto-Erkrankung zusammenzutragen und die häufigsten Fragen von Patienten zu beantworten. Ich erläutere die Ursachen der Erkrankung, stelle die verschiedenen Untersuchungs- und Therapiemethoden vor und erkläre die wichtigsten Begriffe im Glossar (Seite 137).
Sie erfahren, woran der Arzt Hashimoto erkennt und welche Begleiterkrankungen damit einhergehen können. Ich zeige Ihnen auf, wie Sie Ihre Schilddrüse optimal mit allen wichtigen Nährstoffen versorgen und was es in speziellen Lebensphasen wie der Schwangerschaft und den Wechseljahren zu beachten gilt. Zahlreiche anschauliche Erfahrungsberichte von Patienten runden diese Informationen ab.

Ich hoffe, mit diesem Buch Ihnen als Betroffenen und Angehörigen einen umfassenden und kompetenten Ratgeber für den Umgang mit der Hashimoto-Erkrankung geben zu können, und wünsche Ihnen alles Gute!

PD Dr. med. Joachim Feldkamp
Stuttgart, im Dezember 2017

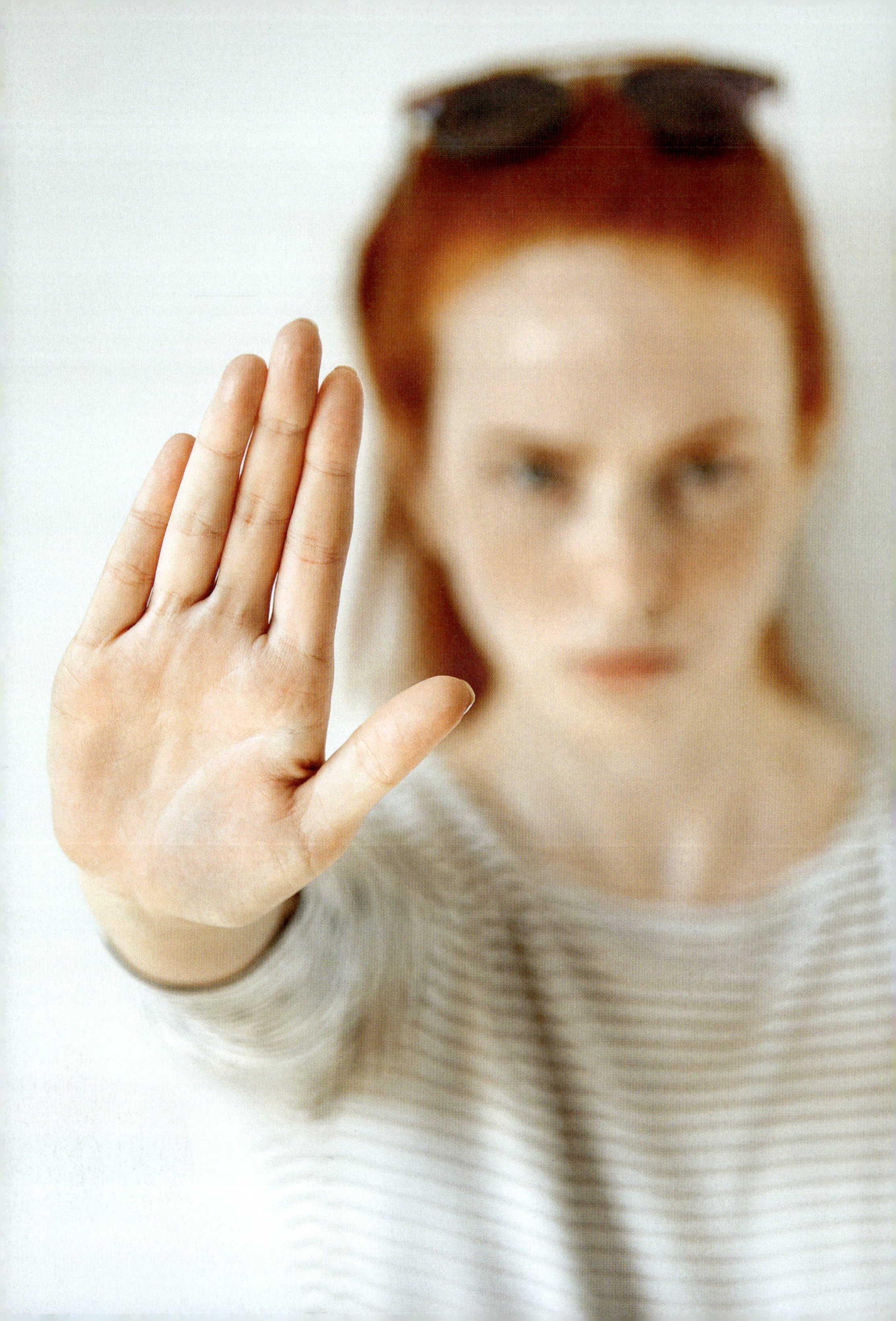

Hashimoto – von der Ursache zur Diagnose

Was ist eine Hashimoto-Thyreoiditis?

Die Hashimoto-Thyreoiditis gehört zu den gutartigen Erkrankungen der Schilddrüse. Benannt wurde sie nach dem japanischen Arzt Hakaru Hashimoto.

Hashimoto hat erstmals im Jahre 1912 in der Deutschen Medizinischen Wochenschrift über die Erkrankung berichtet. Der Begriff »Thyreoiditis« setzt sich aus dem griechischen Wort für »Schilddrüse«, *thyreoidea*, und der Endung »itis« zusammen. Wird diese Endung an einen medizinischen Fachbegriff angehängt, ist von einer Entzündung die Rede. Dies trifft auch für die Hashimoto-Thyreoiditis zu. Diese Erkrankung führt zwar nicht zu den klassischen Zeichen einer Entzündung, wie wir sie von anderen Organen kennen. Eine Rötung, Fieber oder starke Schmerzen, wie sie sonst bei Entzündungen auftreten, sind nicht typisch. In der Schilddrüse lassen sich jedoch in der feingeweblichen Untersuchung unter dem Mikroskop viele weiße Blutkörperchen als Zeichen einer Organentzündung nachweisen. Neben der entzündlichen Veränderung der Schilddrüse liegt eine Aktivierung des Immunsystems vor. Es kommt zur Bildung von Abwehr-Eiweißen, die sich gegen Strukturen der Schilddrüse richten können – man spricht hier von einer Autoimmunreaktion. Die Folge kann dann eine Unterfunktion der Schilddrüse sein, die die typischen Beschwerden hervorruft.

In welchen Formen tritt Hashimoto auf?

Hashimoto beschrieb ursprünglich eine Schilddrüsenentzündung, die mit einer Vergrößerung des Organs einherging. Die autoimmun bedingte entzündliche Erkrankung der Schilddrüse, die wir in Deutschland mit dem Namen Hashimoto verbinden, wird im englischen Sprachraum meist nur als autoimmune Thyreoiditis bezeichnet. Dieser Begriff ist eigentlich treffender, da die Erkrankung nicht immer mit einer Schilddrüsenvergrößerung einhergeht. Viele Patienten mit einer Hashimoto-Thyreoiditis erleiden im Verlauf ihrer Erkrankung eine Unterfunktion der Schilddrüse. Das ist aber nicht immer so.

- Bei einem Teil der Betroffenen werden nur die typischen Antikörper im Blut erhöht gemessen oder
- es findet sich ein typischer Ultraschallbefund. Beide Gruppen haben meist keine Beschwerden.
- Die Erkrankungsform, die Hakaru Hashimoto beschrieben hat, geht mit einer Struma (Schilddrüsenvergrößerung) einher. Sie kann bleibend sein oder im Verlauf dazu führen, dass die Schilddrüse schrumpft.
- Die Form der autoimmunen Schilddrüsenerkrankung mit einer sich deutlich verkleinernden Schilddrüse wurde 1878 zuerst von William Miller Ord beschrieben. Der britische Arzt war also noch vor Hashimoto der eigentliche Erstbeschreiber der autoimmunen Schilddrüsenentzündung.

Zweifellos besteht eine Hashimoto-Thyreoiditis, wenn eine Unterfunktion bei gleichzeitig erhöhten Schilddrüsenantikörpern vorliegt. Aber auch bei normaler Schilddrüsenfunktion können die Antikörper erhöht sein. Von einer Hashimoto-Thyreoiditis spricht man erst, wenn die Antikörper ein Mehrfaches des oberen Normalwertes erreichen und gleichzeitig das typische Ultraschallbild vorhanden ist. Eine leichte Antikörpererhöhung allein kommt bei 5–7 % der Normalbevölkerung ohne Krankheitswert vor. Auch Menschen mit Schilddrüsenknoten weisen gelegentlich eine leichte Erhöhung der Antikörperwerte auf.

Wie häufig kommt Hashimoto vor?

Die Folge einer Hashimoto-Thyreoiditis ist oft die Unterfunktion der Schilddrüse. Die Hashimoto-Thyreoiditis ist fast die einzige Erkrankung, die bei Erwachsenen zu einer dauerhaften Unterfunktion der Schilddrüse führt. Andere Erkrankungen, die eine Unterfunktion verursachen, sind entweder angeboren und daher schon seit der Kindheit bekannt, oder sie sind absolute Raritäten. Insgesamt leiden in Deutschland zwischen 1 und 2 % der Bevölkerung an einer Schilddrüsenunterfunktion. Frauen sind etwa 10-mal häufiger von der Hashimoto-Thyreoiditis betroffen als Männer. Die Ursachen dafür sind nicht bekannt. Vor der Pubertät kommt die Hashimoto-Thyreoiditis bei Jungen und Mädchen etwa gleich häufig vor, nach der Pubertät sind deutlich mehr Mädchen betroffen. Dies gibt einen Hinweis darauf, dass die weiblichen Geschlechtshormone einen gewissen Einfluss auf die Auslösung der Erkrankung haben können. Allein können sie aber nicht der Grund sein, da ja auch Jungen und Männer erkranken.

Antikörper gegen Schilddrüsengewebe (TPO-, TG-Antikörper) sind typisch für die Hashimoto-Thyreoiditis. Untersuchungen an vielen Tausend Menschen zeigen, dass etwa 7 % der Gesamtbevölkerung messbare Antikörper haben, aber nur ein Teil der Menschen tatsächlich eine Hashimoto-Thyreoiditis im Verlauf des Lebens entwickelt. Je älter die Personen werden, desto häufiger werden Antikörper nachgewiesen. Bei über 60-jährigen Frauen ist dies bei über 10 % der Fall. Werden erhöhte Antikörper gemessen, ist allerdings das Risiko, im Lauf des Lebens eine Schilddrüsenunterfunktion zu erleiden, deutlich höher als bei Menschen ohne Antikörpernachweis. Für Schwangere mit nachweisbaren Antikörpern besteht ein deutlich höheres Risiko, dass es in den ersten Monaten nach der Geburt zu Funktionsstörungen der Schilddrüse kommen kann.

Gibt es heutzutage mehr Hashimoto-Erkrankungen?

Die Vermutung, dass die Hashimoto-Thyreoiditis in ihrer Häufigkeit zunimmt, lässt sich nicht bestätigen. Neuere Untersuchungen an einem großen Kollektiv von Menschen in Deutschland haben sogar gerade aufgezeigt, dass die Häufigkeit der Schilddrüsenantikörper in der Bevölkerung rückläufig ist. Während vor gut 10 Jahren bei über 4000 Personen der Normalbevölkerung bei 3,5 % der Untersuchten Schilddrüsenantikörper nachweisbar waren, waren es 10 Jahre später bei derselben Untersuchungsgruppe nur noch 2,9 %. Dies zeigt einerseits, dass die Hashimoto-Krankheit, die ja u. a. durch erhöhte Antikörperwerte diagnostiziert wird, nicht zunimmt und dass es bei einem Teil der Menschen zu einem spontanen Verschwinden der Antikörper kommen kann. Eine weitere Erklärung für die vermeintliche Zunahme der Hashimoto-Thyreoiditis ist die Tatsache, dass besonders in früheren Jahren die Patienten nicht so gut über ihre Erkrankungen aufgeklärt wurden. Viele Patienten erhielten die Diagnose »Schilddrüsenunterfunktion« und es wurde eine Therapie eingeleitet. Auch aus meiner täglichen Praxis weiß ich, dass viele Patienten erst nach z. T. jahrzehntelanger Schilddrüsenhormonbehandlung erfahren, dass die Ursache für ihre Schilddrüsenunterfunktion eine Hashimoto-Thyreoiditis ist.

Die häufigste Schilddrüsenerkrankung bei Kindern und Jugendlichen

Die Hashimoto-Thyreoiditis ist die häufigste Schilddrüsenerkrankung im Kindesalter (Seite 116). Bei etwa 1–2 % der jüngeren Kinder und 4 % der Jugendlichen finden sich erhöhte Antikörperwerte ohne Nachweis einer Hashimoto-Erkrankung. Bei Erwachsenen sind Schilddrüsenknoten um ein Vielfaches häufiger als die Hashimoto-Erkrankung. Etwa 3,5 von 1000 Mädchen erkranken an einer Hashimoto-Thyreoiditis und 0,8 von 1000 Jungen. Nach der Pubertät überwiegen bei den neu erkrankten Kindern die Mädchen, und zwar im Verhältnis von 6,5:1. Bei Erwachsenen ist das Verhältnis von Frauen zu Männern über 10:1.

Wird Hashimoto vererbt?

Viele Patienten berichten über Verwandte mit einer Unterfunktion der Schilddrüse. Bei genauem Befragen stellt sich heraus, dass fast immer eine Hashimoto-Thyreoiditis die Ursache ist. Es gibt also ein gehäuftes Auftreten dieser Erkrankung bei Familienmitgliedern betroffener Menschen. Ein typischer Erbgang wie bei anderen Erkrankungen besteht aber nicht. Es lässt sich daher statistisch auch nicht berechnen, wie hoch das Risiko für den Einzelnen in der Familie ist, eine Hashimoto-Thyreoiditis zu entwickeln. Auffällig ist aber, dass es Familien gibt, in denen viele Mitglieder betroffen sind und fast in jeder Generation Erkrankte bekannt sind, während in anderen Familien nur wenige Personen betroffen sind und häufig auch ganze

Früher häufiger als heute?

In Deutschland besteht seit einiger Zeit der Eindruck, dass mehr Jugendliche eine Hashimoto-Thyreoiditis haben könnten. Dies liegt aber vermutlich nicht an einer echten Zunahme der Erkrankungshäufigkeit, sondern an der Neueinführung einer Vorsorgeuntersuchung von Kindern und Jugendlichen zwischen dem 12. und 14. Lebensjahr (sogenannte J1-Untersuchung). Früher sind nach den kindlichen Vorsorgeuntersuchungen (U1–U9) bis zum Erwachsenenalter keine weiteren Vorsorgeuntersuchungen gemacht worden. Mit Einführung der Jugendlichenvorsorge J1 sind viel mehr Jugendliche zum Arzt gegangen. Dabei sind dann manchmal im Ultraschall oder bei den Laboruntersuchungen Veränderungen aufgefallen, die zur Diagnose »Hashimoto« geführt haben. Diese vermeintliche Zunahme der Erkrankungen ist also eher auf die zusätzlich durchgeführten Untersuchungen zurückzuführen.

Generationen übersprungen werden und krankheitsfrei sind. Warum dies so ist, ist nicht bekannt.

Eine große Untersuchung an 2945 Zwillingspaaren (5890 Einzelpersonen) wurde in Dänemark durchgeführt. Das Risiko, überhaupt eine Schilddrüsenunterfunktion zu haben, betrug für alle untersuchten Personen 0,41 %. Das heißt: Weniger als jeder 200. Mensch (im Alter von 38–47 Jahren) entwickelte bis zu diesem Lebensalter eine Schilddrüsenunterfunktion.

Lediglich bei eineiigen Zwillingen liegt das Risiko bei über 50 %, dass beide Zwillinge eine Unterfunktion der Schilddrüse entwickeln. Die für die Hashimoto-Thyreoiditis typischen Antikörper gegen die thyreoidale Peroxidase (Seite 22) besitzen sogar 80 % der eineiigen Zwillinge, wenn ein Zwilling betroffen ist. Dies zeigt deutlich, dass nicht alle Personen mit nachweisbaren Antikörpern auch eine Schilddrüsenunterfunktion entwickeln müssen. Schon bei zweieiigen Zwillingen ist das Risiko, dass beide Zwillinge erkranken, bereits deutlich niedriger und ähnlich wie bei normalen Geschwistern.

Welche Gene sind an der Entstehung der Krankheit beteiligt?

Einige Gene, die die Funktion des Immunsystems regeln, stehen im Verdacht, an der Entstehung der Hashimoto-Thyreoiditis beteiligt zu sein. Ein einzelnes Gen, das die Erkrankung verursacht, gibt es allerdings nicht. Es scheinen also mehrere Erbmerkmale (Gene) an der Entstehung der Erkrankung beteiligt zu sein. So gibt es Hinweise, dass das sogenannte humane Leukozytenantigen-System (HLA-System) sowie das zytotoxische T-Lymphozyten-Antigen (CTLA-4) eine wichtige Rolle spielen.

- HLA-DR3: Bei Menschen mit einer Hashimoto-Thyreoiditis, deren Schilddrüse im Verlauf deutlich an Größe verliert, ist wohl dieses Gen von Bedeutung.
- HLA-DR5: Bei Patienten mit einer vergrößerten Schilddrüse scheint dieses Gen beteiligt zu sein.
- CTLA-4: Wenig Zweifel gibt es daran, dass das CTLA-4-Gen zur Entstehung der Krankheit beitragen kann. Dieses Gen reguliert die Funktion einer bestimmten Art von weißen Blutkörperchen. CTLA-4 steht für »zytotoxisches T-Lymphozyten-Antigen«. Die T-Lymphozyten gehören zu den weißen Blutkörperchen und »zytotoxisch« kann man mit »zellschädlich« übersetzen. Somit greift dieses Gen direkt in die Immunprozesse des Körpers ein. Das Gen ist nicht nur an der Entstehung der Hashimoto-Thyreoiditis beteiligt, sondern ebenfalls mitursächlich für die Entwicklung anderer Autoimmunerkrankungen.

Klein, aber lebensnotwendig: die Schilddrüse

Damit Sie die Hashimoto-Thyreoiditis besser verstehen können, möchte ich Ihnen hier die Schilddrüse und ihre Funktionsweise näher erklären. Die Schilddrüse ist ein sehr kleines Organ, das für unseren Organismus aber eine umso größere Rolle spielt. Bei normaler Funktion und normaler Größe bemerkt man eigentlich nichts von dieser komplexen Hormondrüse.

Wo liegt die Schilddrüse?

Die Schilddrüse erinnert in ihrer Form an einen Schmetterling mit aufgeklappten Flügeln. Sie liegt unterhalb des Kehlkopfes kurz vor dem Beginn des Brustbeins. Sie hat einen Lappen, der rechts der Luftröhre lokalisiert ist, und einen linken Lappen, der auf der linken Seite der Luftröhre liegt. Verbunden sind diese beiden Seitenlappen durch einen schmalen Gewebesteg, der Isthmus genannt wird. Das Wort »Isthmus« kommt aus dem Griechischen und bezeichnet den engsten Punkt einer Landbrücke.

Wie groß ist eine normale Schilddrüse?

Die Größe der Schilddrüse variiert von Mensch zu Mensch etwas. Sie wiegt bei Frauen normalerweise weniger als 18 Gramm und bei Männern weniger als 25 Gramm. Solange die Funktion der Schilddrüse normal ist, gibt es auch keine zu kleine Schilddrüse. Die Größe der Schilddrüse ist wesentlich vom Jodgehalt der Nahrung abhängig. In Ländern mit sehr guter Jodversorgung (z. B. Schweden) sind die Schilddrüsen in der Bevölkerung durchschnittlich viel kleiner als in Deutschland mit einer gerade ausreichenden Jodversorgung. Wenn der Schilddrüse zu wenig Jod zur Verfügung steht, versucht sie durch ein Größenwachstum mehr Jod aus dem Blut aufzunehmen. Dieses Größenwachstum begünstigt dann auch die unkontrollierte Bildung von Gewebe und es können Schilddrüsenknoten entstehen.

Welche Funktionen und Aufgaben hat die Schilddrüse?

Die Schilddrüse gilt als »drüsiges Organ«, weil sie Hormone produziert und in die Blutbahn abgibt. Sie kann allerdings auch einen sehr großen Vorrat an Schilddrüsenhormon speichern, der für mehrere Wochen reichen kann. Die Schilddrüsenzellen, die die Hormone produzieren, sind wie auf einer kleinen Kugel angeordnet. Im entstehenden Hohlraum wird das Schilddrüsenhormon innerhalb einer Eiweißsubstanz in Form des sehr großen Moleküls Thyreoglobulin gespeichert. Den Komplex aus kugelförmig angeordneten Schilddrüsenzellen und Speicherhohlraum nennt man Follikel. Dieser Begriff stammt aus dem Lateinischen und bezeichnet ursprünglich einen Ledersack oder eine Hülse und veranschaulicht damit recht gut die Speicherfunktion der Schilddrüse für die gebildeten Hormone.

Die Schilddrüse ist ein sehr wichtiges Organ, das viele Körperfunktionen steuert oder mit beeinflusst. Ihre Arbeit ist entscheidend für das normale Funktionieren nahezu aller Organe und Organsysteme im Körper.

Kindliche Entwicklung Eine ausreichende Versorgung mit Schilddrüsenhormon ist bereits im Mutterleib für die normale kindliche Entwicklung wichtig. Leiden Kinder im Mutterleib an einem Schilddrüsenhormonmangel, kann es zu Frühgeburten, kindlicher Mangelernährung oder im schlimmsten Fall zu angeborenen geistigen und körperlichen Behinderungen kommen.

Nach der Geburt ist eine normale Schilddrüsenfunktion ebenso wichtig für das normale Gedeihen unserer Kinder. Alle Wachstumsprozesse und die Gehirnfunktion sind von einer gut funktionierenden Schilddrüse bzw. deren Hormonen abhängig.

Körpertemperatur Viele unbewusst ablaufende Körperfunktionen sind von der Schilddrüse mit beeinflusst. Die Schilddrüse regelt neben anderen Systemen die Körpertemperatur. Bei einer Unterfunktion der Schilddrüse frieren wir leichter, bei einer Überfunktion ist uns zu warm und wir schwitzen vermehrt.

Herzfrequenz Auch der Pulsschlag wird von der Schilddrüse mit geregelt. Zu viele Schilddrüsenhormone im Blut beschleunigen den Pulsschlag und können sogar Herzrhythmusstörungen auslösen, zu geringe Konzentrationen können den Herzschlag zu stark verlangsamen.

Verdauung Das Verdauungssystem regiert auf zu eine zu hohe Versorgung mit Schilddrüsenhormon mit häufigeren Stuhlgängen und breiigeren Stühlen bis hin zu Durchfällen. Unter Verstopfung können dagegen Patienten mit einer Schilddrüsenunterfunktion leiden.

Skelett und Knochen Auch das Skelett ist sehr empfänglich für zu hohe Konzentrationen von Schilddrüsenhormon im Blut. Die Knochenzellen werden aktiviert und der Knochen bekommt ein Signal zum Knochenabbau. Dies führt langfristig zu einer Abnahme der Knochendichte, einer Osteoporose, und erhöht die Gefahr von Knochenbrüchen.

Gehirn und Psyche Das Denken und andere Funktionen des Gehirns werden ebenfalls durch Schilddrüsenhormone beeinflusst. Zu viel Schilddrüsenhormon führt zu Konzentrationsstörungen, innerer Unruhe, Ängsten und Schlaflosigkeit. In der Unterfunktion bestehen Denkstörungen, Konzentrationsprobleme, ein erhöhtes Schlafbedürfnis, Antriebslosigkeit bis hin zu Apathie und im schlimmsten Fall können Bewusstlosigkeit und Koma eintreten. Auch eine depressive Stimmungslage kann durch eine Unterfunktion der Schilddrüse entstehen.

Der komplizierte Hormonhaushalt der Schilddrüse

Die Regelhormone TRH und TSH Das erste Hormon im Gehirn, das die Produktion von Schilddrüsenhormon steuert, ist das Thyreoliberin (auch Thyreotropin-Releasing-Hormon, TRH). Es entsteht im Hypothalamus, einer Region im Gehirn, die dem Zwischenhirn zugerechnet wird. Wenn im Blut zu wenige Schilddrüsenhormone zirkulieren, wird dies vom Zwischenhirn registriert und es schüttet das Hormon TRH aus. Das Hormon wird auf kurzem Weg durch ein stark ausgebildetes Adergeflecht vom Zwischenhirn über den Hirnanhangsdrüsenstiel an die Hirnanhangsdrüse (Hypophyse) transportiert. Dort sorgt das TRH für eine Freisetzung von Thyreotropin (Thyreoidea stimulierendes Hormon, TSH). TSH ist ein Hormon, das die Schilddrüse (med. Glandula thyreoida) zur Produktion von Schilddrüsenhormon anregt. Eine zu geringe Menge an Schilddrüsenhormon im Blut kann aber auch direkt die TSH-Produktion in der Hirnanhangsdrüse aktivieren. So sind zwei Steuerhormone aktiv, um die Schilddrüsenhormonproduktion anzukurbeln. Aber nur das TSH wirkt direkt an den Schilddrüsenzellen.

TSH ist also kein Hormon der Schilddrüse, wie viele Menschen denken, sondern ein Regelhormon des Gehirns. Dies ist wichtig, um zu verstehen, dass die TSH-Werte bei einer Schilddrüsenunterfunktion steigen, um die Hormonproduktion anzuregen. Umgekehrt sinken die TSH-Werte bei einer Überfunktion ab, da ja kein stimulierendes Hormon benötigt wird.

Die Schilddrüsenhormone T3 und T4 Um das Jahr 1915 konnte der amerikanische Forscher Edward Calvin Kendall erstmals aus Schweineschilddrüsen das Schilddrüsenhormon Thyroxin isolieren und 1926 gelang es dem britischen Biochemiker C. R. Harington, das Thyroxin künstlich herzustellen. Noch im selben Jahr wurde Thyroxin von dem deutschen Pharmazeuten Georg Friedrich Henning für die Patienten erstmals auf den Markt gebracht.

Für die Funktion des Organismus sehr wichtige Hormone sind das Trijodthyronin (T3), das drei Jod-Atome enthält, und das Levothyroxin oder kurz Thyroxin (T4), das vier Jod-Atome enthält. Die Zahl 3 bzw. 4 weist also auf die Anzahl der eingebauten Jod-Atome hin. Hier wird deutlich, dass das Spurenelement Jod für die Produktion von Schilddrüsenhormon zwingend notwendig ist.

Der Grundbaustein der Produktion von Schilddrüsenhormon ist der Eiweißbaustein Tyrosin, eine Aminosäure. Durch Umbauprozesse wird Jod angelagert und es entstehen T3 und T4. Auf dem Produktionsweg und durch Abbauprozesse

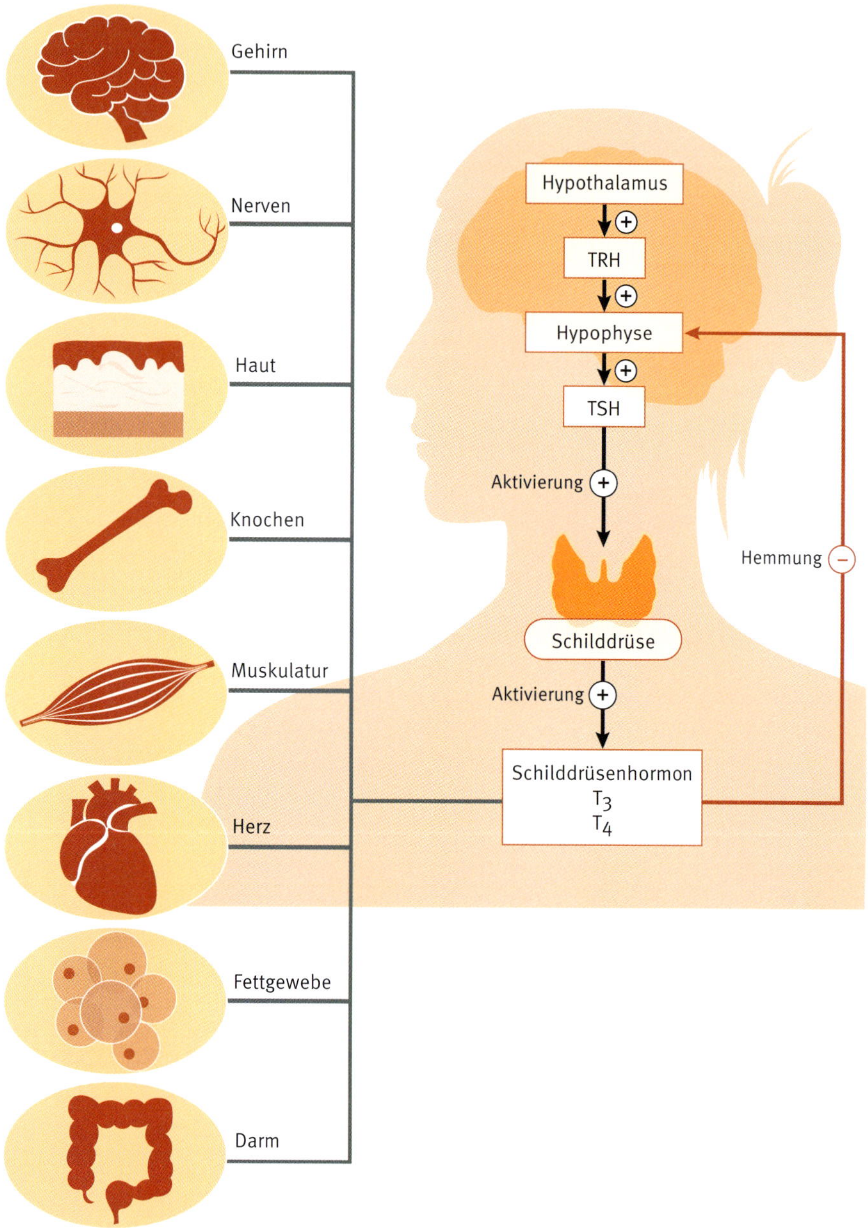

Der Schilddrüsenhormon-Regelkreis

entstehen allerdings auch Eiweiße mit nur einem (Monojodtyrosin) oder zwei Jod-Atomen (Dijodtyrosin). Ob diese oder andere Produkte der Schilddrüsenhormonproduktion eigene Wirkungen haben, ist zurzeit Gegenstand der Forschung.

Zum jetzigen Zeitpunkt geht man davon aus, dass alle wesentlichen Prozesse im Körper durch T3 und T4 geregelt werden. Dabei betrifft der ganz überwiegende Teil der Schilddrüsenhormonproduktion die Herstellung von T4. Mindestens 95 % der Hormonproduktion entfallen auf dieses Hormon. T3 macht die restlichen ca. 5 % der Hormonproduktion aus.

Der Weg zu den Körperzellen Nach der Freigabe des Schilddrüsenhormons in die Blutbahn wird der ganz überwiegende Anteil an Eiweiße im Blut gebunden und so im Blut transportiert. Erst wenn eine Körperzelle Schilddrüsenhormon benötigt, wird es in die Zelle aufgenommen. Man kann sich dies bildlich so vorstellen, dass das Schilddrüsenhormon in kleinen Taxis (den Eiweißen) durch die Blutbahnen fährt und erst dann aus seinem Taxi aussteigt, wenn eine Körperzelle einen Bedarf an Schilddrüsenhormon anzeigt, und dann seine Wirkung ausübt. Der Vorrat an mit Schilddrüsenhormon beladenen Eiweißen (Taxis) im Blut ist sehr groß und er reicht normalerweise aus, um den Bedarf an Schilddrüsenhormon bis zu etwa 2 Wochen voll zu decken.

Das T4 stellt die Speicherform von Schilddrüsenhormon dar. In der Körperzelle, die das Schilddrüsenhormon benötigt, wird dann je nach Bedarf aus dem T4-»Vorrat« das wirksame T3 hergestellt. Dies geschieht, indem ein Jod-Atom aus dem großen T4-Molekül entfernt wird. Diese Aufgaben übernehmen in den Körperzellen Eiweiße, die den Namen »Dejodasen« (übersetzt »Jodentferner«) tragen. Das dadurch entstehende Molekül T3 ist das Eiweiß, das die eigentliche Wirkung der Schilddrüsenhormone auslöst.

Bislang war man der Meinung, dass die Schilddrüsenhormone einfach passiv die Oberfläche der Körperzellen durchdringen (der Fachbegriff hierfür ist Diffusion), so wie Flüssigkeit durch ein Tuch dringt. Heute wissen wir, dass es auch bestimmte Transportprozesse gibt, die Schilddrüsenhormone direkt aktiv durch die Membran, also die Schutzhülle der Zellen, schleusen.

Welche Rolle spielt das Immunsystem?

Hashimoto ist eine Autoimmunkrankheit, d.h., das Immunsystem greift die Schilddrüsenzellen an. Ich möchte skizzieren, wie das gesunde Immunsystem funktioniert und was bei einem kranken schiefläuft.

Wie ein gesundes Immunsystem Eindringlinge abwehrt

Das Immunsystem ist das Überwachungssystem des Körpers. Es dient dazu, körperfremde Stoffe wie Bakterien und Viren zu erkennen. Es mobilisiert dann Abwehrzellen, um diese Eindringlinge zu eliminieren und abzutransportieren. Das Immunsystem hat für viele Eindringlinge ein Gedächtnis. Kommt es später im Leben noch einmal zum Kontakt mit früher bereits abgewehrten Viren, können die Abwehrzellen viel schneller aktiv werden. So wird der Krankheitsausbruch verhindert. Typisches Beispiel ist die Impfung gegen Masern oder Grippe.

Man unterscheidet zwei verschiedene Arten der Immunreaktion: die zelluläre Abwehr und die humorale Abwehr. Beide arbeiten Hand in Hand.

Zelluläre Abwehr Bei der zellulären Abwehr sind tatsächlich Abwehrzellen des Immunsystems am Ort des Geschehens und sorgen für den gezielten Abbau von Körperzellen oder schädlichen Eindringlingen wie Viren oder Bakterien. Anschließend sorgen sie für den Abtransport. Diese Zellen gehören zu den weißen Blutkörperchen und werden T-Zellen genannt.

Humorale Abwehr Bei der humoralen Abwehr produzieren bestimmte Zellen des Immunsystems (die B-Zellen) Eiweißstoffe, die Antikörper genannt werden. Humoral heißt diese Reaktion, weil sie in den Körperflüssigkeiten (lat. *humor* = »Flüssigkeit«) stattfindet. Im ersten Schritt der Abwehr wird ein Fremdorganismus (Viren, Bakterien) oder ein Eiweiß (allergieauslösende Stoffe, körpereigene Zellstrukturen) von spezialisierten Zellen, den dendritischen Zellen, aufgenommen und dem Immunsystem als »fremd« präsentiert. Die dendritischen Zellen sind also der Ausgangspunkt der Immunreaktion. Sie heißen so, weil sie sich wie die Zweige eines Baumes (griech. *dendron* = »Baum«) mit ihren Zellausläufern in ihrer Umgebung ausbreiten können.

Das kranke Immunsystem

Allerdings funktioniert das Abwehrsystem nicht immer fehlerfrei. Dann kann es durch eine Überreaktion zu Allergien oder durch eine fehlerhafte Antwort auf körpereigene Eiweiße zu Autoimmunreaktionen wie Hashimoto kommen.

Allergien können entstehen, wenn das Immunsystem zu heftig auf einen Reiz reagiert. Alltägliche Stoffe wie Hausstaub,

Immunsystem und Krebs

Körperzellen sind einem ständigen Auf- und Abbau unterworfen. Rote Blutkörperchen überleben im Schnitt 120 Tage. Danach werden sie vom Immunsystem abgebaut und die Baustoffe für die Herstellung neuer Zellen wieder zur Verfügung gestellt. Bei diesem Neuaufbau kommt es aber täglich zu kleinen und größeren Fehlern. Oft entstehen dabei auch Krebszellen. Diese werden vom Immunsystem erkannt und dann sofort wieder zerstört. Eine echte Krebserkrankung entsteht nur dann, wenn Krebszellen gebildet werden, die sich dem Zugriff des Immunsystems entziehen können, oder wenn die körpereigene Abwehr geschwächt ist. Bei Patienten mit Hashimoto-Thyreoiditis wird eine ganz gering höhere Rate des sehr gut heilbaren papillären Schilddrüsenkarzinoms gefunden. Hier könnte ein Zusammenhang mit bestimmten Eigenschaften des Immunsystems dieser Patientengruppe mit Hashimoto bestehen. Dies wird aktuell erforscht.

Gräserpollen oder Tierhaare, die eigentlich für den Körper unschädlich sind, werden fälschlicherweise zu Zielen der Immunabwehr. Die Betroffenen leiden dann bei Kontakt mit den allergieauslösenden Stoffen unter Heuschnupfen, Luftnot (Asthma), Hautjucken oder Quaddelbildung der Haut.

Angriff auf eigene Organstrukturen

Als Autoimmunerkrankungen (griech. auto = selbst) bezeichnet man gesundheitliche Störungen, bei denen Zellen oder Abwehreiweiße des Körpers sich gegen eigene Organstrukturen richten. Dieser Angriff kann sich nur gegen bestimmte Strukturen oder Zellen richten wie bei der Weißfleckenkrankheit (Vitiligo) der Haut. Bei dieser Erkrankung wird nur die Braunfärbung der Hautzellen gestört. Andere Autoimmunerkrankungen wie die Rheumaerkrankung Lupus erythematodes können mehrere Organsysteme befallen und lebensbedrohlich sein.

Die fehlerhafte Antwort auf ein körpereigenes Eiweiß kann sowohl zu einer zellulären Immunreaktion wie auch zu einer humoralen Immunreaktion führen. Bei der zellulären Reaktion werden körpereigene Zellen angegriffen, die anschließend nicht mehr richtig funktionieren oder vom Immunsystem abgebaut werden. Die humorale (Blut-)Reaktion führt zu einer Bildung von Eiweißstoffen (Antikörpern), die sich entweder gegen die Funktion von Körperzellen richten oder andere Immunzellen anlocken, die die Zellen zerstören können.

Die Autoimmunreaktion bei Hashimoto-Thyreoiditis

TPO-Antikörper Ein Eiweiß, das eine ganz wichtige Rolle bei der Produktion der Schilddrüsenhormone spielt, ist ein Enzym namens »thyreoidale Peroxidase« (TPO). Bei der Hashimoto-Thyreoiditis bildet das Immunsystem am häufigsten Antikörper gegen diese thyreoidale Peroxidase (TPO-AK). Die TPO ist ein wichtiges Werkzeug der Schilddrüse, um Schilddrüsenhormone zu produzieren. Das Enzym ist für den ersten Schritt der Hormonsynthese zuständig, bei dem die Aminosäure Tyrosin mit zwei Jod-Atomen modifiziert wird. Ohne dieses Enzym können keine Schilddrüsenhormone hergestellt werden.

Bei einer gestörten TPO-Aktivität kommt es demnach zu einer Unterfunktion der Schilddrüse infolge einer verminderten Produktion von Schilddrüsenhormon. Der alleinige Nachweis von Antikörpern gegen TPO im Blut sagt allerdings noch nichts darüber aus, ob die Produktion von Schilddrüsenhormon wirklich gestört ist. Etwa 5 –7 % der gesunden Bevölkerung haben nachweisbare TPO-Antikörper, weisen aber dennoch keinerlei Probleme mit der Schilddrüse auf. Auch die Höhe der Antikörperwerte im Blut sagt nur wenig über den Funktionszustand der Schilddrüse aus. Es gibt Menschen mit nur leicht erhöhten TPO-Antikörperwerten, deren Schilddrüse gar nicht mehr funktioniert, während andere Menschen sehr hohe TPO-Antikörperwerte haben, ohne dass die Schilddrüsenfunktion beeinträchtigt ist.

Thyreoglobulin-Antikörper Ein zweites Eiweiß der Schilddrüse, gegen das sich das Immunsystem richten kann, ist das Thyreoglobulin. Thyreoglobulin ist ein sehr großes Eiweißmolekül, in dem Schilddrüsenhormone gespeichert werden. Bei vielen Menschen mit Hashimoto-Thyreoiditis lassen sich sowohl Antikörper gegen die TPO als auch gegen Thyreoglobulin nachweisen. Ein Teil der Patienten hat nur Antikörper gegen die TPO und ein sehr kleiner Teil nur Antikörper gegen Thyreoglobulin.

Wenn bei normalen TPO-Antikörper-Werten eine Unterfunktion der Schilddrüse nachgewiesen wird oder dem Arzt eine typische Veränderung im Ultraschall auffällt, sollte daher zusätzlich nach erhöhten Thyreoglobulin-Antikörpern gefahndet werden, um die Hashimoto-Thyreoiditis nachzuweisen. In Deutschland ist für die Ärzte aus wirtschaftlichen Gründen neben der Bestimmung der Schilddrüsenhormonwerte nur die Bestimmung eines Antikörperwertes gleichzeitig abrechenbar. Hierdurch soll verhindert werden, dass zu häufig beide Antikörperwerte (TPO- und Thyreoglobulin-Antikörper) gemessen werden, obwohl schon ein Antikörperwert die Diagnose bestätigt. Ist der zuerst gemessene Antikörperwert allerdings unauffällig, können die Ärzte bei der Kontrolle den zweiten Antikörperwert ebenfalls abrechnen.

Die Schilddrüse schrumpft Im Lauf der Zeit kann die Schilddrüse langsam immer kleiner werden, da das Immunsystem die Zellen zerstört. Der Angriffsort des Immunsystems sind ja Zellbestandteile der Schilddrüsenzelle wie das Enzym thyreoidale Peroxidase und das Speichereiweiß Thyreoglobulin. Durch die Markierung dieser wichtigen Strukturen der Schilddrüsenzelle mit Antikörpern erkennen die weißen Blutkörperchen die Schilddrüsenzelle und greifen sie an. Das führt entweder zu einem Funktionsverlust der Schilddrüsenzelle oder sogar zu deren Zerstörung. Es wird ebenfalls beobachtet, dass in Hashimoto-Schilddrüsen vermehrt der sogenannte programmierte Zelltod (Apoptose) angestoßen wird. Beim programmierten Zelltod handelt es sich eigentlich um ein Recyclingverfahren des Körpers, um überalterte Körperzellen gezielt abzubauen und die Inhaltsstoffe der Zellen, wie die Eiweißbausteine, wiederzuverwerten. Dies ist im Prinzip ein sehr sinnvoller Vorgang, um Ressourcen zu schonen. Eine falsche Aktivierung kann über den programmierten Zelltod aber den Untergang der Schilddrüsenzelle selbst oder schützender weißer Blutkörperchen verursachen. So richtet sich dann dieser eigentlich nützliche Prozess gegen den eigenen Körper.

Eine zugrunde gegangene Schilddrüsenzelle wird von sogenannten Fresszellen (Makrophagen) abgebaut. Zelltrümmer und Gewebereste senden Botenstoffe aus, die die Fresszellen anlocken. Diese Fresszellen besitzen ein ganzes Heer von Inhaltsstoffen, die das abzutransportierende Zellmaterial verkleinern oder verflüssigen und so zum Abtransport vorbereiten. Den Abtransport übernehmen üblicherweise auch die Fresszellen selbst. Sie besitzen die Fähigkeit, aus der Blutbahn in die Gewebezwischenräume einzudringen und ihre Aufräumarbeit so direkt vor Ort auszuführen.

Das Schrumpfen der Schilddrüse kann vom Arzt im Ultraschall beobachtet werden. Die Patienten spüren von diesem Prozess meist nichts. Er ist in der Regel nicht schmerzhaft. Einige Menschen mit Hashimoto-Thyreoiditis klagen allerdings über ein leichtes Druck- oder Engegefühl im Bereich des Halses. Möglicherweise ist das die Folge dieses Abbauprozesses. Dies ist aber nicht sicher, da auch Menschen mit Hashimoto-Thyreoiditis und gleichbleibender Schilddrüsengröße ähnliche Beschwerden haben können. Die Folge des Abbaus von Schilddrüsenzellen ist die Schilddrüsenunterfunktion.

Wie sich Hashimoto äußert: die Symptome

Die Hashimoto-Thyreoiditis ist quasi das Chamäleon der Schilddrüsenerkrankungen, denn sie kann sich mit den unterschiedlichsten Beschwerden bemerkbar machen.

Ich selbst habe meiner Antrittsvorlesung in der Universität Düsseldorf, die sich mit der Hashimoto-Thyreoiditis beschäftigte, den Titel »Hashimoto-Thyreoiditis – das Chamäleon der Schilddrüsenerkrankungen« gegeben. So vielfältig wie der Farbenwechsel der Haut beim Chamäleon, so unterschiedlich können sich das Beschwerdebild und der Ausprägungsgrad der Symptome betroffener Patienten gestalten. Und obwohl die Schilddrüse die eigentliche Ursache ist, können die Symptome von verschiedenen Organsystemen ausgehen.

Naheliegend: Halsbeschwerden

Fangen wir mit dem Ort an, an dem die Schilddrüse liegt, dem Hals. Die meisten Menschen mit Hashimoto-Thyreoiditis haben keine Beschwerden im Halsbereich, einige spüren jedoch ein gewisses Druckgefühl im Bereich der Schilddrüse. Einige Betroffene berichten von einem Kloßgefühl im Hals. Wenn sich diese Beschwerden verstärken, können sich sogar Schluckstörungen entwickeln. Oft bemerkt man diese Schluckstörungen beim Schlucken von festeren Speisen oder von Tabletten. Männer mit Hashimoto-Thyreoiditis tragen häufig nicht so gern Krawatten und Frauen meiden enge Kleidung im Halsbereich. Rollkragenpullover, Schals oder eng anliegende Ketten werden als unangenehm empfunden.

Bei vielen Patienten gibt es auch einen klaren Zusammenhang zwischen Lokalbeschwerden im Halsbereich und stressigen Situationen. Fast schon regelhaft berichten mir Patienten, dass diese Halssymptome oft kurz vor der schon länger vereinbarten Kontrolluntersuchung oder immer wieder dann auftreten, wenn eine neue Untersuchung ansteht. Ebenso können alle anderen Situationen, die einem Menschen Stress machen, diese lokalen Probleme im Halsbereich auslösen. Bei der einen Person ist das vielleicht ein Streit in der Familie, bei der anderen eine belastende Situation am Arbeitsplatz. Wenn der Stress nachlässt, klingen oft auch die Beschwerden im Hals ab.

Die Ursache für diese Beschwerden im Hals bei Hashimoto-Thyreoiditis kann unterschiedlich sein. Bei Patienten, bei denen die Erkrankung mit einer Vergrößerung der Schilddrüse (der Fachbegriff lautet Struma) einhergeht, leuchtet es schnell ein, dass solche Symptome entstehen, denn die Schilddrüse beansprucht ja auch mehr Platz im Hals. Besonders bei Kindern und Jugendlichen mit Hashimoto ist die vergrößerte Schilddrüse in den schlanken Hälsen häufig bereits gut von außen erkennbar.

Aber auch Patienten mit einer normal großen Schilddrüse entwickeln Symptome im Halsbereich. Die Ursachen hierfür liegen vermutlich in der deutlichen Vermehrung der weißen Blutkörperchen des Immunsystems in der Schilddrüse. Aber auch der etwas vermehrte Blutandrang durch die autoimmun bedingte Entzündungsreaktion der Schilddrüse kann ursächlich sein. Die Schilddrüse ist von einer festen Kapsel umgeben, die sie von den umgebenden Organen abgrenzt. Bei einem vermehrten Blutandrang in der Schilddrüse kann dies dann zu einem leichten Druckgefühl durch die Kapselspannung führen.

Das Schrumpfen der Schilddrüse, wie es bei einem Teil der Patienten mit Hashimoto-Thyreoiditis vorkommt, geht in der Regel nicht mit Halssymptomen einher, wenngleich auch diese Patienten gelegentlich Symptome beklagen.

Beschwerden bei einer Schilddrüsenunterfunktion

Wenn nicht mehr ausreichend Schilddrüsenhormon gebildet werden kann, entwickelt sich eine Unterfunktion. Dies kann innerhalb weniger Wochen geschehen oder sich über viele Monate sehr langsam entwickeln.

Die Anzeichen sind:

- Müdigkeit
- vermehrtes Schlafbedürfnis
- kühle, trockene, teigige Haut
- brüchige Fingernägel
- Haarausfall, trockene, stumpfe Haare
- Verstopfung
- Konzentrations-, Gedächtnisprobleme, Denkstörungen
- Wasseransammlungen (Ödeme)
- Kälteunverträglichkeit
- Muskel- und Gelenkschmerzen
- Regelblutungsstörungen
- nachlassende sexuelle Lust

Die Unterfunktion kann viele verschiedene Organsysteme betreffen, von der Haut über das Herz-Kreislauf-System bis hin zum Fortpflanzungssystem.

Haut, Haare und Nägel

Die Haut wird trocken, rissiger und manchmal etwas »teigig«. Diese Veränderungen werden bei einer stärkeren Ausprägung auch »Myxödem« genannt. Die Ursache sind Einlagerungen von Hyaluronsäure und anderen sogenannten Glykosaminoglykanen in die Gewebezwischenräume vor allem des Bindegewebes der Haut, aber auch in andere Organsysteme. Diese sauren Substanzen haben die Eigenschaft, stark wasserbindend zu sein. Schilddrüsenhormone unterdrücken normalerweise die Bildung von Hyaluronsäure durch die Zellen des Bindegewebes (Fibroblasten). Bei einer Unterfunktion hingegen können sichtbare Wassereinlagerungen im Unterhautfettgewebe (Ödeme) auftreten. Im Mikroskop kann man diese Wasseransammlungen ebenfalls erkennen. Sie führen zu einer Schwellung und Ausdehnung sowie zu einer leichten Ausfransung der Kollagenfasern.

Die Wassereinlagerungen betreffen oft auch die Augenregion, da hier wenig umgebendes Gewebe über dem Knochen liegt und die Haut sehr dehnbar ist. Hierdurch werden die Wassereinlagerungen in Form von geschwollenen Augenlidern und geschwollenem Bindegewebe um die Augen herum schnell sichtbar.

Die Schweiß- und Fettproduktion ist vermindert. Dies ist für die sehr trockene Haut verantwortlich. In der Folge kann es zu einer übermäßig schuppenden Haut kommen. Die insgesamt herabgesetzte Durchblutung und eine Engstellung der Blutgefäße machen sich an den körperfernsten Stellen, den Händen und Füßen, am stärksten bemerkbar. Die kalte Haut ist hier am einfachsten festzustellen.

Finger- und Fußnägel werden brüchig oder reißen ein. Die Haare werden spröde und lassen sich schlechter frisieren. Auch Haarausfall kann auftreten. Auffällig ist manchmal ein Haarausfall, der besonders die äußeren Ränder der Augenbrauen betrifft. Der Haarwuchs ist bei einer Schilddrüsenunterfunktion deutlich verlangsamt. Betroffene Männer müssen sich nicht so häufig rasieren.

Patientenbericht

Silke T., 34 Jahre

»*Bei mir fing alles damit an, dass ich so leichte Wassereinlagerungen im Körper bemerkt habe, zuerst an den Unterschenkeln und Knöcheln. Meine Schuhe wurden mir zu eng. Wenn ich mir die Socken auszog, konnte man genau sehen, wo das Bündchen endete. Dann wurden auch die Hände dicker. Besonders wenn es warm war, konnte ich meine Ringe gar nicht mehr tragen. Die Finger waren einfach zu dick! Wenn ich morgens aufwachte, war die Partie um die Augen völlig zugeschwollen. Als ob ich die Nacht durchgemacht hätte! Der Venenspezialist machte mehrere Untersuchungen der Blutgefäße und meinte, ich solle meine Schilddrüsenwerte untersuchen lassen. Tatsächlich war schon eine kräftige Unterfunktion vorhanden, obwohl es mir sonst eigentlich nicht schlecht ging. Es hat ungefähr 2 Wochen gedauert, bis die Wassereinlagerungen weg waren, nachdem ich Schilddrüsenhormon bekommen habe. Außerdem fühlte ich mich viel leistungsfähiger. Ich hatte gar nicht so richtig bemerkt, dass mir langsam die Energiereserven ausgegangen waren, und es auf den stressigen Alltag zurückgeführt.*«

Muskulatur

Eine Steifigkeit der Muskulatur steht oft am Anfang der Unterfunktion. In Gewebeproben der Muskulatur von Patienten mit Schilddrüsenunterfunktion wurden eine Verminderung der schnell arbeitenden Muskelfasern und eine Vermehrung der langsam arbeitenden Muskelfasern beobachtet. Es kommt quasi zu einer vorübergehenden »Alterung« der Muskulatur, die sich mit der Therapie wieder umkehrt. Eine weitere Ursache der Beschwerden ist eine Schwellung der Muskelfasern. Wie in der Haut und im Bindegewebe sammelt sich in der Muskulatur Hyaluronsäure, die wiederum Wasser anzieht. Der Energiehaushalt der Muskelzellen ist zusätzlich gestört. Das wichtige Zellorgan, die Mitochondrien, die für die Energiebereitstellung im Muskel wichtig sind, arbeiten nicht mehr richtig. Die Funktion der Mitochondrien wird durch Schilddrüsenhormone mit gesteuert.

Eine Trägheit und verzögerte Reaktionsgeschwindigkeit der Muskulatur wird auch durch die verlangsamte Funktion der Nerven verursacht. Befehle des Gehirns über die Nervenbahnen gelangen »verspätet« an die Muskeln. Bewegungsabläufe wirken dann wie in Zeitlupe, die Reflexe des Körpers sind verlangsamt.

Patientenbericht

Alexander H., 37 Jahre

»*Seit 3 Jahren gehe ich ins als Ausgleich zu meinem Bürojob ins Fitnessstudio. Vor einigen Monaten merkte ich aber, dass ich nicht mehr die Gewichte stemmen konnte, die ich vorher immer gut geschafft hatte. Also habe ich noch mehr trainiert. Statt besser wurde meine Leistung aber immer schlechter. Nach dem Training hatte ich jetzt immer einen starken Muskelkater und die Muskeln verhärteten sich zunehmend. Meine Freunde im Sportstudio frotzelten schon und meinten, jetzt würde ich wohl langsam alt. Als zuletzt die Muskulatur nur noch wehtat, bin ich zum Arzt gegangen. Der hat den Muskelwert CK (Kreatinkinase, Anmerkung des Autors) gemessen. Dieser Wert war total hoch und auch mein Nierenwert war an der Grenze zum Krankhaften. Der Arzt hat mir erst mal Sport für 2 Wochen verboten und meinte, ich hätte wohl viel zu viel trainiert. Aber ich hatte doch nichts anderes gemacht als all die Jahre davor. Als ich nach 2 Wochen noch mal zur Blutkontrolle gegangen bin, hat der Arzt auch die Schilddrüsenwerte mit kontrolliert. Da zeigte sich dann eine deutliche Unterfunktion. Der TSH-Wert lag bei 68. Eigentlich hätte er unter 4,5 sein müssen. Der Arzt hat mir Schilddrüsenhormon verschrieben und nach 2 Wochen war der Muskelkater weg. Als sich auch die Nierenwerte wieder normalisiert hatten, hat mir der Doc wieder grünes Licht fürs Training gegeben und es ist wieder alles o.k.*«

Die Muskulatur kann bei Aktivität und auch in Ruhe schmerzen. Die Muskelkraft nimmt deutlich ab. Bei Tests der Handkraft von Patienten mit Unterfunktion fand man bei fast 40 % der Betroffenen eine herabgesetzte Muskelkraft. Zuerst sind die gewohnten schweren körperlichen Aktivitäten (schweres Tragen, Sport) nicht mehr so gut möglich; bei weit fortgeschrittener Unterfunktion fallen sogar das Aufstehen und normales Gehen schwer. Die Muskulatur wird stark angegriffen und das Muskeleiweiß Kreatinkinase wird in die Blutbahn freigesetzt. Da dieses Eiweiß sehr große Moleküle hat und über die Niere nicht ausgeschieden werden kann, »verstopft« es die Niere, was zu Nierenfunktionsstörungen führt. Die Kreatinkinase wird bei den Blutwerten mit CK abgekürzt. Normal sind Werte bis etwa 170 mU/l bei Männern und 145 mU/l bei Frauen.

In der schweren Schilddrüsenunterfunktion steigen diese Werte auf mehrere Tausend Einheiten pro Liter an. Die betroffenen Patienten sind dann meist so krank, dass eine Aufnahme ins Krankenhaus unvermeidlich ist. Durch die Gabe von großen Mengen Flüssigkeit, die die Patienten über die Vene erhalten, wird erreicht, dass die Kreatinkinase über die Niere ausgeschwemmt werden kann. In seltenen Fällen ist sogar eine Blutwäsche (Dialyse) notwendig.

Stimme

Die Stimme kann sich erheblich verändern. Sie wird heiser, dunkler und manchmal etwas »schnarrender«. Die Ursache hierfür ist eine leichte Wasseransammlung in den Stimmbändern und eine Beeinträchtigung der Funktion der Nerven, die die Stimmbänder steuern. Das Gehirn sendet über die Nerven elektrische Impulse an die Stimmbänder, um Töne zu erzeugen. Die Geschwindigkeit, mit der diese Impulse an die Stimmbänder gesendet werden, ist bei einer Unterfunktion verlangsamt. Dies resultiert in einer vom Betroffenen und von Angehörigen als »fremd« empfundenen Stimme. Eine durch Wasser und Einlagerung von Hyaluronsäure (die Wasser anzieht) leicht geschwollene Zunge und gelegentlich auch geschwollene Lippen können zur Sprachstörung beitragen.

Knochen und Gelenke

Das Skelett besteht zu knapp 40 % aus Kalziumverbindungen. 99 % des gesamten Kalziumvorrats des menschlichen Körpers sind im Knochen und in den Zähnen lokalisiert. Die Kalziumwerte im Blut sind bei einer Unterfunktion meist normal, es zeigen sich jedoch höhere Wert für das Parathormon – ein Hormon, das in den Nebenschilddrüsen produziert wird und den Kalziumhaushalt im Körper reguliert. Das erhöhte Parathormon führt zu einer Umwandlung der Speicherform von Vitamin D (Cholecalciferol) in die aktive Form von Vitamin D, das Calcitriol (1,25 OH_2-Vitamin D). Sowohl das Parathormon wie auch das aktive Vitamin D bewirken an der Niere eine etwas verminderte Ausscheidung von Kalzium, das dadurch dem Knochen weiter ausreichend zur Verfügung steht.

Die ständig im Knochen ablaufenden Auf- und Abbauvorgänge sind bei einer Unterfunktion verlangsamt. Zwei wichtige Enzyme, die den Knochenumbau mit regulieren und von Schilddrüsenhormon mitgesteuert werden, zeigen sich in der Unterfunktion in ihrer Aktivität vermindert: die alkalische Phosphatase und Osteocalcin. Eine abnehmende Knochendichte wie bei der Überfunktion entwickelt sich jedoch nicht. Patienten mit Unterfunktion haben ein allenfalls ganz gering erhöhtes Knochenbruchrisiko. Dies liegt aber vermutlich an einer erhöhten Sturzneigung aufgrund der Muskelschwäche und anderen Allgemeinsymptomen.

Gelenkbeschwerden zeigen sich bei vielen Patienten, die nicht ausreichend mit Schilddrüsenhormon versorgt sind. Der Grund sind Eiweißeinlagerungen in die Gelenkflüssigkeit, die Gelenkhäute und das Gewebe, das die Gelenke umgibt. Da diese Eiweiße (Glykane, Hyaluronsäure) Wasser binden, kann es zu einer Gelenkschwellung und Schmerzen und zu einem Steifheitsgefühl kommen. Typisch sind auch Beschwerden des Karpaltunnelsyndroms. Hierbei kommt es durch die Schwellungen des Bindegewebes in der Nähe der Nerven, die die Hände versorgen, zu Schmerzen, Taubheitsgefühl und Missempfindungen in den Händen.

Blut

Bei einer Schilddrüsenunterfunktion kommt es in mehr als einem Drittel der Fälle zu einer meist milde ausgeprägten Blutarmut. Die Anzahl der roten Blutkörperchen ist vermindert, ebenso wie das gesamte Blutvolumen und das Blutplasma (die flüssigen Bestandteile des Blutes ohne die Blutzellen, also ohne rote und weiße Blutkörperchen und ohne Blutplättchen). Die Ursache für die Verminderung der roten Blutkörperchen ist eine herabgesetzte Bildung des Hormons Erythropoietin, das in der Niere gebildet wird. Erythropoietin stimuliert im Knochenmark die Ausreifung von Vorläuferzellen zu roten Blutkörperchen und begünstigt deren Ausschüttung in die Blutbahn. Der Effekt von Schilddrüsenhormonen auf das blutbildende System erfolgt über das Hormon Erythropoietin. Bei einer Unterfunktion fehlt dieser Effekt.

Ein geringerer Sauerstoffbedarf durch die insgesamt reduzierten Stoffwechselvorgänge bei einer Schilddrüsenunterfunktion kann ebenfalls zur verminderten Produktion von roten Blutkörperchen beitragen, deren Hauptaufgabe ja der Transport von Sauerstoff aus der Lunge zu den Geweben ist. Eine länger bestehende Unterfunktion kann durch die Beeinträchtigung der Darmfunktion auch zu einer ungenügenden Eisenaufnahme führen. Eisen ist ein wesentlicher Bestandteil von roten Blutkörperchen und wird zwingend für deren Produktion benötigt. Bei Eisenmangel sind die roten Blutkörperchen zu klein. Fallen unter dem Mikroskop aber zu große Blutkörperchen auf, so kann das auf einen Vitamin-B_{12}-Mangel hinweisen. Neben der Hashimoto-Thyreoiditis kann dann gleichzeitig auch die ebenfalls autoimmun bedingte Typ-A-Gastritis vorliegen (Seite 76). Neben der Schilddrüsenhormonbehandlung ist so auch noch auf Dauer der Ersatz von Vitamin B_{12} notwendig.

Die weißen Blutkörperchen und die Blutplättchen sind bei einer Unterfunktion fast immer ohne Veränderungen. Lediglich bei gleichzeitigem Vitamin-B_{12}-Mangel kann auch die Zahl der weißen Blutkörperchen etwas vermindert sein.

Energiehaushalt und Stoffwechsel

Die Schilddrüse ist neben dem Gehirn und dem Hormonsystem des Magen-Darm-Traktes eines der wichtigsten Steuerorgane des Energiehaushaltes. Ein Absinken der Schilddrüsenhormone führt zu einer Verminderung des Grundumsatzes, des Sauerstoffverbrauchs und der Verbrennung von energiehaltigen Substraten. Ältere Untersuchungen des Grundumsatzes bei Patienten mit vollständigem Ausfall der Schilddrüsenfunktion zeigten, dass der Grundumsatz ohne Schilddrüsenhormon um 35–45 % reduziert ist. Mindestens ein Drittel unseres Energieumsatzes ist also von einer gesunden Funktion der Schilddrüse abhängig.

Kohlenhydrat- und Zuckerstoffwechsel

Kohlenhydrate werden im Körper zu Zucker verstoffwechselt. Sie werden wie Glukose (Zucker) bei einer Schilddrüsenunterfunktion etwas langsamer aus dem Darm aufgenommen. Die Blutzuckerwerte unterscheiden sich aber kaum von den Werten gesunder Menschen. Auch der Langzeitblutzuckerwert HbA_{1C} (= hämolysiertes Hämoglobin) ist unverändert. Lediglich die Insulinwerte wurden in einigen Untersuchungen etwas höher gemessen. Dies deutet auf eine leichte Insulinresistenz hin, also eine etwas verminderte Wirkung von Insulin auf den Blutzuckerstoffwechsel. Die Blutzuckeraufnahme in Muskel- und Fettgewebe ist bei Menschen mit einer Schilddrüsenunterfunktion etwas verlangsamt. Mitursächlich dabei ist aber auch der etwas verlangsamte Kreislauf mit herabgesetzter Pulsschlagfolge oder eine etwas geringere lokale Durchblutung der Gewebe.

Fettstoffwechsel

Die Blutfettwerte können sich bei einer Unterfunktion verschlechtern. Erniedrigte Schilddrüsenhormone führen zu einem verminderten Abbau von Fett und zu einer verminderten Produktion von Fettsäuren. Im Blut lassen sich deutlich höhere Cholesterinwerte nachweisen.

Betroffen ist vor allem das gesundheitlich schädlichere LDL-Cholesterin. Die Ursache hierfür ist hauptsächlich eine verminderte Bildung von Andockstellen (Rezeptoren) für das LDL-Cholesterin in der Leber. Diese sind notwendig, damit das LDL-Cholesterin aus der Blutbahn entfernt werden kann. Die Anzahl der LDL-Cholesterin-Rezeptoren in der Leber ist abhängig von der Höhe der Schilddrüsenhormone. Eine andere Art von Blutfetten sind die Triglyzeride. Auch sie gelten in hoher Konzentration als schädlich für das Herz-Kreislauf-System und werden bei einer Schilddrüsenunterfunktion höher als normal gemessen. Die Ursache hierfür ist noch nicht vollständig aufgeklärt. Nach einem Ausgleich der Schilddrüsenunterfunktion normalisiert sich der Fettstoffwechsel aber wieder.
Es ist extrem unwahrscheinlich, dass die

meist kurze Phase der Unterfunktion mit den Veränderungen des Fettstoffwechsels dauerhafte Gefäßschäden verursachen kann.

Magen-Darm-Trakt und Gewicht

Der Verdauungstrakt und die Nahrungsverwertung spiegeln in ihrer Verlangsamung die herabgesetzte Stoffwechselaktivität des gesamten Körpers wider. Die meisten Patienten haben einen eher schlechteren Appetit, der durch die zusätzliche Verstopfung noch verstärkt wird.

Die Magen-Darm-Tätigkeit wird bei einer Unterfunktion stark eingeschränkt. Die verminderte Aktivität der Nerven, die den Darm versorgen, ist der Hauptgrund dafür (Seite 33). Eine leichte bis sehr starke Verstopfung ist die Folge. Außerdem kann es zu einer übermäßigen Besiedlung des Dick- und Dünndarms mit Bakterien kommen, die die Eigenschaft haben, Kohlenhydrate und Zucker zu verstoffwechseln. Als Nebenprodukte entstehen Darmgase, die zu unangenehmen Blähungen führen können.

Einige Patienten klagen durch die Trägheit des Magens auch über Sodbrennen, das durch den Rückfluss von Magensäure in die Speiseröhre verursacht wird. Bei den schwersten Formen der Schilddrüsenunterfunktion wurde bei mehr als der Hälfte der Patienten jedoch eine zu geringe Magensäureproduktion festgestellt. Die langsame motorische Tätigkeit von Magen und Darm beeinträchtigt die Resorptionsvorgänge ganz erheblich. Die Aufnahme von wichtigen Nährstoffen und Medikamenten ist bei einer Unterfunktion herabgesetzt. In Blutzuckerbelastungstests sieht man, dass der Blutzuckeranstieg bei Menschen mit Schilddrüsenunterfunktion viel langsamer verläuft als bei Gesunden.

Die verlangsamten Resorptionsvorgänge können sich auch auf die Behandlung mit Schilddrüsenhormon auswirken. Durch die verminderte Aufnahme der Wirksubstanz kann es sein, dass die erhoffte Steigerung der Blutwerte nicht oder nur extrem langsam erreicht wird. Am Anfang der Therapie einer Unterfunktion müssen deshalb gelegentlich sehr viel höhere Dosierungen der Schilddrüsenhormontabletten verabreicht werden. Wenn die Unterfunktion ausgeglichen ist, kann die Dosis dann wieder reduziert werden, da Magen und Darm wieder besser resorbieren können. In hartnäckigen Fällen kann es notwendig werden, die Schilddrüsenhormontherapie als Kurzinfusion oder Spritze über die Vene zu beginnen, um die Aufnahmeprobleme bei Tabletteneinnahme zu umgehen (Seite 86).

Gewichtszunahme Eine Unterfunktion kann eine Gewichtszunahme begünstigen. Hierfür gibt es mehrere Gründe. Die wichtigste Ursache sind Wassereinlagerungen im Körper. Sowohl im Bindegewebe wie auch in den Organsystemen werden Eiweiße gebildet (Glykane, Hyaluronsäure), die Wasser an sich binden. Da das Bindegewebe des Körpers einen großen Teil der Gewebsmasse des Körpers ausmacht, kann so viel Wasser gebunden werden. Eine Wassereinlagerung von bis zu 10 Kilogramm bei Patienten mit schwerer Unterfunktion der Schilddrüse ist nicht ungewöhnlich. Zusätzlich kann die Körperfettmasse durch die ungenügende Verbrennung von Kalorien zunehmen. Der Energiestoffwechsel ist mit verminderter Kalorienverbrennung erheblich beeinträchtigt. Auch die deutlich reduzierte körperliche Aktivität durch den verminderten Antrieb und die körperliche Schwäche begünstigen die Gewichtszunahme. Die Kombination der Einlagerung von Fett, Wassereinlagerung und Salz (Natrium) kann zu einer Zunahme des ursprünglichen Körpergewichts um etwa 10 % führen.

Leber und Bauchspeicheldrüse

Leber und Bauchspeicheldrüse machen den Patienten bei einer Unterfunktion meist keine Beschwerden. Bei der schweren Unterfunktion kann eine verminderte Produktion von Gallensäuren und von Verdauungssaft der Bauchspeicheldrüse zur Darmträgheit und zur verminderten Aufnahme von Nahrungsbestandteilen beitragen. Bei den Laborwerten findet man in Abhängigkeit von der Schwere einer Unterfunktion etwas erhöhte Leberwerte, die sich mit Beginn der Therapie aber immer wieder normalisieren.

Herz-Kreislauf-System

Das Herz reagiert sehr früh auf eine Unterversorgung mit Schilddrüsenhormonen. Die Pulsschlagfolge verlangsamt sich (Bradykardie). Die Blutdruckwerte können sich erhöhen, aber auch verringern, bleiben häufig aber auch im Normalbereich. Bei Ultraschalluntersuchungen zeigt sich, dass die Entspannungsfähigkeit des Herzens in der Blutfüllungsphase der Herzkammern bereits bei leichter Unterfunktion gestört ist. Bei länger anhaltender Unterfunktion können sich die Herzhöhlen erweitern und die Herzmuskelzellen verändern sich. Es kann sich Flüssigkeit im Zwischenzellraum ansammeln und die Muskelfasern können sich zum Teil bindegewebig umbauen. Im weit fortgeschrittenen Zustand bei meist wochenlanger schwerer Unterfunktion kann sich zusätzlich Wasser im Herzbeutel, der das Herz umschließt, sammeln. Dadurch wird die Pumpfunktion des Herzens zusätzlich beeinträchtigt.

Nervensystem

Veränderungen der Nervenzellen führen zu einer Beeinträchtigung der Nervenfunktion. Die Mitochondrien, die die Energiefabriken der Körperzellen sind, scheinen in den Nervenzellen in ihrer Funktion gestört. Es kann zu Einlagerungen von Produkten des Zuckerstoffwechsels (Glykogen) in Neurone (Nervenzellen) kommen. Die Geschwindigkeit, mit der das Gehirn Befehle über die Nerven an den Körper gibt, ist stark verlangsamt.

Die Reflexe laufen gleichsam in Zeitlupe ab. Dies trägt zur körperlichen Schwäche und zur Einschränkung der Beweglichkeit bei. Auch die Darmträgheit ist wesentlich durch die langsam arbeitenden Nerven bedingt.

Die eingeschränkte Nervenfunktion kann zu Kribbelgefühlen in unterschiedlichen Regionen des Körpers führen. Bei Wassereinlagerungen im Handbereich kann es zu Druckschädigungen derjenigen Nerven kommen, die die Hand mit Gefühl und Bewegungsbefehlen versorgen. Dies kann mit »einschlafenden Fingern«, Bewegungsstörungen und Schmerzen im Handbereich verbunden sein. Gangstörungen und Störungen des Gleichgewichtssinnes können bei einer lang anhaltenden und schweren Unterfunktion der Schilddrüse zusätzlich auftreten.

Gehirn

Die Gehirntätigkeit ist insgesamt herabgesetzt. Die meisten Patienten klagen über eine starke Müdigkeit und Schläfrigkeit. Das tägliche Schlafbedürfnis ist stark gesteigert. Manche Menschen mit einer Unterfunktion sind nur wenige Stunden am Tag wach. Selten treten auch Kopfschmerzen auf. Wenn das Kleinhirn in seiner Funktion beeinträchtigt ist, können Gang- und Gleichgewichtsstörungen auftreten. Hierdurch können auch Schwindel und ein Benommenheitsgefühl entstehen. Ohrgeräusche und ein abnehmendes Hörvermögen wurden bei Patienten mit länger anhaltender Unterfunktion ebenfalls beobachtet. Neue wissenschaftliche Untersuchungen zeigen, dass die Gehirndurchblutung bei einer Unterfunktion deutlich reduziert ist, sich nach Therapieeinleitung aber wieder vollständig normalisiert.

Nicht selten wird bei Patienten mit deutlicher Unterfunktion auch ein Schlaf-Apnoe-Syndrom beobachtet. Diese Atemaussetzer während des Schlafes können durch eine Regulationsstörung des Gehirns während der Schlafstörungen verursacht sein. Bei vielen der untersuchten Menschen bestand allerdings auch gleichzeitig ein deutliches Übergewicht, das zu dieser Schlafstörung ebenfalls beitragen kann.

Konzentrations- und Gedächtnisstörungen

Es kommt im Verlauf der Unterfunktion zu Konzentrations- und Gedächtnisstörungen. Das Aufmerksamkeitsvermögen lässt stark nach, während die Fähigkeit zu logischem Denken lange erhalten bleibt. Die betroffenen Patienten beantworten Fragen oft richtig, brauchen jedoch lange, bis sie reagieren, und antworten dann oft mit wenig Enthusiasmus. Viele Patienten wirken in dieser Phase eher emotionsarm.

Bei zunehmender Unterfunktion können Denkstörungen auftreten und die Patienten werden zunehmend willenlos. Die Betroffenen sind dann meist nicht mehr in der Lage, klare Entscheidungen zu fällen und selbstverantwortlich zu handeln. In der stärksten Form der Schilddrüsenunterfunktion sind die Patienten kaum noch erweckbar oder können sogar ins Koma fallen.

Hashimoto-Enzephalitis Wohl die schwerwiegendste Störung, die von Patienten mit Hashimoto-Thyreoiditis berichtet wird, ist – neben dem Koma – eine Gehirnentzündung, die von einer deutlichen Erhöhung der Schilddrüsen-Antikörper begleitet wird. Neurologen und Schilddrüsenspezialisten sind sich bis heute nicht einig, ob es sich bei dieser Erkrankung um eine Entzündung des Gehirns als Folge der Schilddrüsenentzündung handelt oder ob beides nur zufällig zusammentrifft. Auffällig ist allerdings, dass diese Form der Gehirnentzündung sehr gut auf Kortison anspricht und sich auch wieder vollständig zurückbilden kann. Kortison gehört zu den Steroidhormonen, sodass heute auch der Begriff der »steroid-responsiven Enzephalitis« statt Hashimoto-Enzephalitis benutzt wird. Die betroffenen Patienten fallen meist durch Persönlichkeitsstörungen auf, die von Wahnvorstellungen begleitet sein können. Für Patienten und Angehörige ist dies immer sehr beängstigend. Weltweit treten pro Jahr nur wenige Fälle auf. Das Risiko, eine Gehirnentzündung bei Hashimoto-Erkrankung zu erleiden, ist verschwindend gering.

Psyche

Die Unterfunktion kann zu erheblichen Beeinträchtigungen des seelischen Wohlbefindens führen. Der Stoffwechsel

Extremfall der Unterfunktion: Koma

Die schwerste Folge einer Schilddrüsenunterfunktion kann ein Koma sein mit vollständigem Bewusstseinsverlust und erheblicher Beeinträchtigung der Funktionen fast aller Organe. Körpertemperatur und Blutdruck fallen ab, der Pulsschlag ist stark verlangsamt. Koma-Patienten müssen auf der Intensivstation behandelt und oft sogar beatmet werden. Zudem besteht eine hohe Infektionsgefahr, da die körpereigenen Abwehrmechanismen stark geschwächt sind. Die Sterblichkeitsrate liegt bei über 30 %. In Deutschland erleiden diese Form der Unterfunktion pro Jahr nur sehr wenige Menschen. Meist sind es sehr alte Menschen, die ihre Schilddrüsenhormone nicht regelmäßig eingenommen haben. Patienten mit Hashimoto-Thyreoiditis sind hiervon fast nie betroffen. Ein Koma als Folge einer Unterfunktion entwickelt sich erst nach vielen Wochen oder Monaten ohne ausreichende Hormonversorgung und viele Beschwerden treten weit vorher auf.

der Gehirnzellen ist verlangsamt. Die Aktivität von 5-Hydroxytryptamin (Serotonin) im Gehirn ist in der Unterfunktion deutlich vermindert. Diese Substanz ist ein wichtiger Signal- und Botenstoff im Gehirn. Niedrige Serotoninkonzentrationen an den Nervenzellen können zu Verstimmungen und Depressionen führen.

Die allgemein langsame Reaktion und die Müdigkeit der Patienten können allerdings auch mit Depressionen verwechselt werden, denn dies sind auch typische Symptome von depressiven Patienten. Nicht selten entstehen aber echte depressive Stimmungslagen, die sogar in manchen Fällen zu einer Krankenhauseinweisung wegen Depression führen. Die Patienten können sehr weinerlich und affektlabil sein, das heißt, schon geringfügige Reize können bei ihnen starke Stimmungsschwankungen auslösen. Der allgemeine Antrieb ist deutlich vermindert und manchmal tritt eine starke Traurigkeit ohne äußeren Anlass auf. Die unerklärliche körperliche Schwäche und das stark geminderte Leistungsvermögen tragen zur gedrückten Stimmung bei.

Patientenbericht

Katharina T., 51 Jahre

» *Ich bin Lehrerin und arbeite seit 25 Jahren in einer Grundschule. Das ist oft stressig, aber eigentlich macht mir die Arbeit viel Freude. Aber als ich zu Beginn des vergangenen Schuljahres eine neue Klasse als Klassenlehrerin übernommen habe, empfand ich die Arbeit als eine große Belastung. Es fiel mir morgens schwer aufzustehen und der Alltag war für mich nur noch ein »Grau in Grau«. Abends hatte ich keine Lust, mich mit meinen Freundinnen zu treffen. Oft überfiel mich eine grundlose Traurigkeit und ich musste viel weinen, obwohl das sonst gar nicht meine Art ist. Ich war innerlich völlig ausgelaugt und erschöpft. Ich wurde darüber so verzweifelt, dass ich zu meinem Hausarzt ging und ihn bat, mich krankzuschreiben, weil ich mich absolut nicht mehr in der Lage fühlte, arbeiten zu gehen. Das hat er auch gemacht. Gleichzeitig wollte er aber auch schauen, ob nicht eine körperliche Ursache vorhanden sei. Nach zwei Tagen hat er mir erklärt, dass ich eine Unterfunktion der Schilddrüse hätte und behandelt werden müsse. Nach gut einer Woche ging es mir dann wieder viel besser. Meine Stimmung besserte sich, und nach ungefähr 3 Wochen war ich wieder ganz die Alte mit Freude am Beruf und Lust auf Unternehmungen mit Freundinnen.* «

Eine Bestimmung des TSH-Wertes zum Ausschluss einer Schilddrüsenfunktionsstörung gehört heute zum Standard bei jeder Aufnahmeuntersuchung in vielen psychiatrischen Krankenhäusern, um diese gut behandelbare Ursache einer Depression nicht zu übersehen.

Wärmehaushalt

Die Körpertemperatur wird durch Schilddrüsenhormone wesentlich mit aufrechterhalten. Schilddrüsenhormone aktivieren in allen Körperzellen die Stoffwechselprozesse. Nach der Aufnahme von Schilddrüsenhormon aus dem Blut in die Körperzellen werden über spezialisierte Andockstellen (Rezeptoren) am Zellkern Gene aktiviert, die die Wirkung von Schilddrüsenhormon weitervermitteln. Die Energiefabrik der Zellen (Mitochondrien) wird angeregt und es werden energiereiche Eiweiße gebildet, die für die Verbrennung und damit die Energiebereitstellung des Körpers zur Verfügung stehen. Neuere Untersuchungen geben auch Hinweise darauf, dass der Blutfluss in den Gefäßen von Schilddrüsenhormonen beeinflusst wird.

Bei einer leichten Unterfunktion kommt es zunächst zu einem schnellen Frieren auch bei noch normalen Außentemperaturen. Man ist »kälteempfindlich«. Bei starker Unterfunktion sinkt die Körpertemperatur ab und es kann zu einer gefährlichen Unterkühlung des Organismus kommen.

Nierenfunktion und Wasser- und Mineralstoffhaushalt

Patienten mit einer ausgeprägten Unterfunktion tendieren dazu, eher wenig zu trinken. Die Folge ist eine verminderte Urinproduktion. Bei länger anhaltender Unterfunktion können sich die Nierenwerte später minimal verschlechtern. Dies ist allerdings sehr selten. Eher ungewöhnlich ist auch eine gering vermehrte Eiweißausscheidung über die Nieren. Mit Beginn einer Therapie mit Schilddrüsenhormon normalisieren sich die Nierenwerte bei ebenfalls verbessertem Trinkverhalten in der Regel schnell und dauerhaft.

Der Gesamtgehalt des Körpers an Natrium und Körperwasser ist bei einer Schilddrüsenunterfunktion erhöht. Natrium hat die Eigenschaft, Wasser zu binden. Der vermehrte Natriumgehalt ist darauf zurückzuführen, dass sich im Körper bei einer Unterfunktion vermehrt Glykosaminoglykane bilden, an die sich das Natrium bindet (Seite 26). Das Natrium wiederum zieht Wasser an und so kommt es zu einer Überladung des Körpers mit Wasser. Das führt zu Wasseransammlungen im Bindegewebe (Ödeme) und in Organen und ist Mitursache für die Gewichtszunahme bei einer Unterfunktion. Durch die Bindung des Natriums im Körpergewebe und ein vermindertes Zurückhalten von Natrium bei der Urinproduktion können im Blut gelegentlich zu niedrige Natriumwerte auffallen. Dies kann Übelkeit und Schwindel begünstigen.

Die anderen Mineralstoffe sind kaum betroffen. Besonders Kalium und Magnesium bleiben fast immer unverändert. Selten wurde bei Patienten mit einer Schilddrüsenunterfunktion über leicht erniedrigte Kalziumwerte berichtet. Die Ursache dafür ist nicht ganz klar. Möglicherweise wird durch eine verminderte Zufuhr über die Nahrung bei schwachem Appetit weniger Kalzium aufgenommen. Auch erniedrigte Vitamin-D-Werte (das Vitamin ist für die Kalziumaufnahme im Darm wichtig) könnten ursächlich sein. Die Hashimoto-Erkrankung und auch die Unterfunktion können durch eine etwas erhöhte Aktivität von Parathormon zu niedrigeren Vitamin-D-Werten beitragen, die dann niedrige Kalziumwerte zur Folge haben (Seite 29). Eine weitere Ursache ist die ungenügende Aufnahme über die Nahrung oder die zu geringe Sonnenbestrahlung der Haut, da Vitamin D über die Haut verstoffwechselt wird (Seite 105).

Fortpflanzung und Sexualität

Bei Frauen Bei einer Unterfunktion kommt es häufig zu Regelblutungsstörungen. Die Regulation des Sexualhormonhaushaltes der Frau beginnt im Zwischenhirn. Von dort werden Hormone ausgeschüttet, die dann an der Hirnanhangsdrüse die eigentlichen Hormone ausschütten, die für den weiblichen Zyklus verantwortlich sind: das luteotrope Hormon (LH) und das follikelstimulierende Hormon (FSH). Sie werden im Lauf des Monatszyklus in unterschiedlicher Menge und in einem bestimmten Verhältnis produziert. In der Mitte des Zyklus kommt es zu einem plötzlichen starken Anstieg, der den Eisprung auslöst. Dieser Hormonanstieg bleibt bei knapp einem Viertel der Frauen mit einer Schilddrüsenunterfunktion aus. Die Ursache ist vermutlich eine Störung der Zellen im Zwischenhirn, die den ersten Impuls für den Eisprung geben. Sie reagieren sehr sensibel auf Veränderungen der Schilddrüsenhormonkonzentration. Die Dauer des Zyklus kann sich verlängern, aber auch verkürzen oder die Blutungsstärke kann vermindert sein. Es können Zwischenblutungen auftreten und die Regelblutung kann sogar ganz ausfallen. Dies führt natürlich zu einer Einschränkung der Fruchtbarkeit, da kein regelmäßiger Eisprung vorhanden ist.

Eine andere Ursache für die Regelblutungsstörungen kann eine Erhöhung des Stillhormons Prolaktin sein. Es wird ebenfalls in der Hirnanhangsdrüse produziert. Bei einer Unterfunktion kommt es ja zu einem sehr starken Anstieg des Regelhormons TRH, das an der Hirnanhangsdrüse TSH ausschüttet, das wiederum die Schilddrüsenhormonproduktion anregen soll (Seite 17). Das Hormon TRH des Zwischenhirns führt als Nebeneffekt auch zu einer vermehrten Produktion von Prolaktin. Prolaktin unterdrückt aber die Regelhormone der Sexualhormonproduktion und stört den Zyklus der Frau. Wenn eine Schilddrüsenhormonbehandlung eingeleitet wird und sich die TSH-Werte erholen, sinkt auch der Prolaktinwert wieder in den Normalbereich ab.

Obwohl die Unterfunktion – solange sie besteht – mit Fruchtbarkeitsstörungen bei Mann und Frau einhergehen kann, gibt es in der Literatur eine Reihe von Berichten über Schwangerschaften von Frauen mit unbehandelter Schilddrüsenunterfunktion mit gutem Ausgang für Mutter und Kind. Eine Schilddrüsenunterfunktion schließt also einen Schwangerschaftseintritt nicht aus.

Libidostörungen, also nachlassende sexuelle Lust, werden von Frauen häufig berichtet. Hieran kann die gestörte zyklische Produktion der Sexualhormone einen gewissen Anteil haben. Eine stärkere Komponente hat sicher die allgemeine Beeinträchtigung des Gesundheitszustandes und auch das bei einer Unterfunktion oft stark beeinträchtigte psychische Befinden. Der Körper signalisiert krankheitsbedingt, »schlicht keine Lust auf Sex« zu haben.

Bei Männern Bei Männern mit Schilddrüsenunterfunktion können erniedrigte Werte für das Sexualhormon Testosteron bei etwa 60 % der Untersuchten beobachtet werden. Überwiegend ist dies verursacht durch die verminderte Produktion eines bestimmten Eiweißes (Sexualhormon bindendes Globulin = SHBG) in der Leber. Testosteron bindet sich an SHBG und wird so im Blut transportiert. Da es technisch deutlich einfacher ist, wird bei den üblichen Blutuntersuchungen dieses an SHBG gebundene Testosteron gemessen. Die eigentlich wirksamen »freien« Hormonkonzentrationen sind meist nur diskret verändert. Wie bei der Frau startet die Produktion der Sexualhormone im Zwischenhirn durch einen Impulsgeber, der an der Hirnanhangsdrüse zur Produktion von luteotropem Hormon (LH) und Follikel stimulierendem Hormon (FSH) führt. Beim Mann ist LH das antreibende Hormon für die Produktion von Testosteron im Hoden und FSH stimuliert die Samenproduktion. Die Störung der Sexualhormone beginnt also schon im Zwischenhirn.

Männer mit einer Unterfunktion klagen häufiger über Libidoverlust, Erektionsschwäche und verzögerte Ejakulation. Gelegentlich ist die Störung so stark, dass gar kein Geschlechtsverkehr möglich ist. Vermutlich ist hierfür aber eher die Beeinträchtigung des gesamten Befindens verantwortlich als die nur leichten Veränderungen des freien Testosterons. Die Samenqualität ist bei einer Unterfunktion nur gering eingeschränkt und erholt sich mit der Schilddrüsenhormontherapie wieder.

Beschwerden bei einer Schilddrüsenüberfunktion

Die Schilddrüsenüberfunktion kommt nur bei einem Teil der Patienten mit einer Hashimoto-Thyreoiditis vor. Voraussetzung für das Auftreten einer Überfunktion ist ein recht plötzlicher und heftiger Beginn der Erkrankung mit einer starken entzündlichen Veränderung der Schilddrüse. Die Ursache für die Überfunktion ist nicht die vermehrte Produktion von Schilddrüsenhormon wie bei fast allen anderen Schilddrüsenerkrankungen, die eine Überfunktion verursachen, sondern vielmehr die Zerstörung der Schilddrüsenzellen. In den Schilddrüsenzellen produziertes und im Speichereiweiß Thyreoglobulin gespeichertes Schilddrüsenhormon wird dann plötzlich in die Blutbahn freigesetzt. Diese Hormonmenge ist viel höher als die normalerweise produzierte Menge an Schilddrüsenhormon und verantwortlich für die entstehenden Beschwerden. Da die Menge des gespeicherten Schilddrüsenhormons groß ist, kann die Phase der Überfunktion 4–6 Wochen anhalten. Wenn der Prozess der Zellzerstörung gestoppt ist, normalisiert sich die Stoffwechsellage manchmal. In den allermeisten Fällen folgt der Phase der Überfunktion allerdings die Unterfunktion. Nach dem entzündlichen Angriffsprozess des Immunsystems ist der überwiegende Teil der Schilddrüsenzellen in seiner Funktion gestört und kann die täglich notwendige Schilddrüsenhormonproduktion nicht mehr leisten.

Im Gespräch mit Hashimoto-Patienten, die eine Unterfunktion haben, stellt sich manchmal heraus, dass sie in der Zeit vor der Diagnose eine Zeitlang Symptome hatten, die mit einer Überfunktion vereinbar waren. Wenn die Patienten zunächst abwarten und nicht sofort zum Arzt gehen, kann es sein, dass die Phase der Überfunktion bei der Messung der Laborwerte verpasst wurde. Die Phase einer anfänglichen Überfunktion der Schilddrüse erleben im Vergleich zu den anderen Patienten Kinder, Jugendliche und Frauen nach der Geburt von Kindern häufiger.

Da die Schilddrüsenhormone nahezu alle Körperzellen in ihren Stoffwechselprozessen beeinflussen, sind die Beschwerden bei einer Überfunktion der Schilddrüse sehr vielfältig und betreffen fast immer mehrere Organsysteme. Zum Teil sind diese Symptome gegensätzlich zu denjenigen der Unterfunktion.

Anzeichen für eine Überfunktion:
- Haarausfall
- Gewichtsabnahme
- Nervosität, innere Unruhe
- Schlaflosigkeit
- schneller Puls
- Herzrhythmusstörungen
- häufigere Stuhlgänge, Durchfall
- warme, feuchte Haut
- Wärmeunverträglichkeit
- Fieber

Haut

Die Haut wird warm und weich durch den vermehrten Blutfluss. Dieser ist bedingt durch einen schnelleren Pulsschlag und höhere Blutdruckwerte und durch eine vermehrte Aktivität der Muskelzellen, die den Tonus, also das Zusammenziehen oder Erweitern von Blutgefäßen, regeln.

Dies kann auch zu einer Gesichtsröte oder roten Flecken an Hals und Dekolleté führen. Je nachdem, ob die Patienten mehr oder weniger stark aufgeregt sind, können diese Hautrötungen mal stärker und mal schwächer ausgeprägt sein. Die Haut kann sich durch eine vermehrte Schweißproduktion auch feucht anfühlen. Bei starker Überfunktion haben manche Menschen regelrecht nasse Handinnenflächen.

Muskulatur

Bei den meisten Menschen mit einer Schilddrüsenüberfunktion kommt es zu einem feinschlägigen Zittern der Hände. Grund ist die überstarke Reizbarkeit der Nerven, die die Muskulatur versorgen. In der Überfunktion entwickelt sich eine Schwäche der Muskulatur, die sich besonders in den großen Muskeln in der Nähe des Rumpfes, wie Oberarm- oder Oberschenkelmuskeln, bemerkbar macht. So fällt vielen Betroffenen das Treppensteigen schwerer und sie erreichen beim Sport nicht mehr die sonst üblichen Leistungen. Nach einem Muskeltraining werden die Erholungszeiten länger und es stellt sich schneller ein Muskelkater ein.

Bei einer sehr ausgeprägten Schilddrüsenüberfunktion kann es sogar zu Lähmungserscheinungen kommen. Der Grund hierfür ist noch nicht vollständig erforscht. Eine wesentliche Mitursache spielen aber fast immer erniedrigte Werte des Mineralsalzes Kalium im Blut. Sie sind die Folge einer Verschiebung von Kalium aus den Blutgefäßen in die Körperzellen. Dadurch steht dem Kreislaufsystem weniger Kalium zur Verfügung, um es zu den Muskeln zu transportieren, die das Kalium benötigen.

Von den Folgen einer Überfunktion der Schilddrüsen zu unterscheiden sind Muskellähmungen im Rahmen einer Myasthenia gravis (Seite 76). Bei dieser Krankheit treten Muskellähmungen als Folge einer Störung der Nervenübertragung auf. Diese Muskellähmung kommt bei Patienten mit Hashimoto-Thyreoiditis etwas häufiger als in der Normalbevölkerung vor, ist jedoch nicht die Folge einer Überfunktion der Schilddrüse.

Knochen und Skelettsystem

Der Knochen reagiert auf eine erhöhte Konzentration von Schilddrüsenhormon mit einer starken Aktivierung. Schilddrüsenhormon aktiviert die Osteoklasten, knochenabbauende Zellen. Da der Mineralgehalt des Skeletts einen sehr hohen Kalziumanteil aufweist, führt ein Knochenabbau auch zu einer Freisetzung von

Kalzium in die Blutbahn. Damit es nicht zu einer Kalziumvergiftung des Körpers kommt, wird das überschüssige Kalzium mit dem Urin ausgeschieden. So entsteht eine negative Kalziumbilanz und die Knochendichte nimmt ab. Bei monate- oder jahrelang anhaltender Überfunktion kann so eine Osteoporose entstehen.

Die Folge ist dann eine erhöhte Knochenbrüchigkeit. Da die Überfunktion bei der Hashimoto-Thyreoiditis meist nur wenige Wochen anhält, ist zwar die Skelettaktivierung bemerkbar (z. B. durch Messung von Stoffwechselprodukten des Skeletts im Urin), ein ernsthafter Schaden entsteht jedoch nicht. Die verlorene Knochenmasse wird bei Normalisierung der Laborwerte im Verlauf wiederaufgebaut. Knochenschmerzen entstehen durch die Aktivierung der Knochenzellen nicht und auch der Verlust an Knochenmineral ist für den Patienten nicht spürbar.

Bei den Laborwerten, die von den Ärzten oft routinemäßig gemessen werden, kann in Phasen der Schilddrüsenüberfunktion die alkalische Phosphatase erhöht sein. Dieses Enzym kommt sowohl in der Leber wie auch im Knochen vor. Ist die Leber geschädigt, ist neben einer erhöhten alkalischen Phosphatase gleichzeitig auch der Leberwert Gamma-GT erhöht. Ist nur die alkalische Phosphatase erhöht, spricht dies für den Ursprung aus den Knochenzellen. Mit der Verbesserung der Überfunktion normalisiert sich auch die alkalische Phosphatase im Blut.

Kohlenhydrat- und Zuckerstoffwechsel

Beim Gesunden werden Kohlenhydrate bei einer Schilddrüsenüberfunktion schneller als normal aus dem Darm aufgenommen und auch schneller wieder aus der Blutbahn eliminiert. Die Überfunktion erhöht den Bedarf an Insulin, das für den Zuckerabbau zuständig ist. Vermutlich wird das gebildete Insulin schneller wieder abgebaut. Eine Schilddrüsenüberfunktion kann bei Patienten, die nur noch eine grenzwertig gute Blutzucker-Stoffwechsellage haben, eine Zuckerkrankheit (Diabetes) auslösen und bei Zuckerkranken eine Verschlechterung der Stoffwechsellage bewirken. Patienten, die bereits Insulin spritzen müssen, bemerken, dass der Insulinbedarf steigt.

Fettstoffwechsel

Einen günstigen Effekt hat die Schilddrüsenüberfunktion auf den Fettstoffwechsel. Die Fettwerte im Blut verringern sich. Dies betrifft besonders die Cholesterinwerte. Bei manchen Patienten, die mäßig erhöhte Cholesterinwerte haben, kann es sogar zu einer Normalisierung der Werte kommen. Der Effekt einer Schilddrüsenüberfunktion auf das Cholesterin ist aber geringer als der Effekt einer Therapie mit speziellen Cholesterinsenkern. Wegen der ja nur kurz anhaltenden Überfunktion bei der Hashimoto-Thyreoiditis ist die Senkung der Cholesterinwerte meist nur gering und wird in der Regel auch nur bemerkt, wenn zufällig bei Routineblutkontrollen die Cholesterinwerte mitgemessen werden.

Eiweißstoffwechsel

Der Aufbau von Eiweißen, aber auch der Abbau ist in der Überfunktion beschleunigt. Letztendlich überwiegt aber eher der Abbau. Zusammen mit der verminderten Aufnahme von Eiweißbaustoffen aus der Nahrung durch den beschleunigten Magen-Darm-Transport führt dies zu einer negativen Bilanz im Eiweißstoffwechsel. Die Folge ist, besonders in eiweißreichen Organen wie der Muskulatur, ein Schrumpfen mit den damit verbundenen Funktionseinschränkungen.

Magen-Darm-Trakt und Gewicht

Die vermehrte Aktivität der Nervenzellen und die starke Stoffwechselaktivität des gesamten Organismus betreffen auch das Verdauungssystem. Die Verdauungsprozesse laufen beschleunigt ab und die Passage aller Speisen durch Magen und Darm geschieht viel schneller als normal. Dies führt dazu, dass der Patient häufiger Stuhlgang hat als gewohnt. Zudem wird der Stuhl weicher und es kann sogar zu Durchfällen kommen, wodurch die Aufnahme von Nahrungsbestandteilen verschlechtert wird und weniger Kalorien resorbiert werden. Hält die Überfunktion über mehr als 2 Wochen an, nehmen die meisten Menschen ab.

Außerdem kann es zu Flüssigkeitsverlusten kommen, die der Körper durch einen schnelleren Herzschlag auszugleichen versucht. Die unzureichende Kalorienaufnahme und die schnelle Magenentleerung sind Mitursache für den typischen starken Appetit und das Hungergefühl bei der Schilddrüsenüberfunktion. Die Gewichtsabnahme kann im Bereich von mehreren Kilogramm liegen. Einige Patienten haben aber weniger Appetit und eher eine Abneigung gegen das Essen. Auf diese Art reagieren oft ältere Patienten mit einer Schilddrüsenüberfunktion.

Bei einem Teil der Patienten mit einer Schilddrüsenüberfunktion lassen sich leicht erhöhte Leberwerte feststellen, die sich wieder normalisieren, sobald eine normale Schilddrüsenfunktion vorhanden ist.

Herz-Kreislauf-System

Schneller Puls und Herzrhythmusstörungen Die wesentliche Beschwerde des Herz-Kreislauf-Systems bei einer Überfunktion ist ein beschleunigter Puls, der manchmal als Herzjagen verspürt wird. Er kann schon in Ruhe vorhanden sein oder macht sich erst bei körperlicher Belastung bemerkbar. Darüber hinaus können Herzrhythmusstörungen auftreten, die entweder als einzelner Herzstolperer verspürt werden, oder es gibt einige schnelle Zusatzschläge des Herzens. Treten einzelne Zusatzschläge auf, macht das Herz oft eine kleine Pause, bis wieder der normale reguläre Herzschlag einsetzt. Das fühlt sich an, als ob das Herz für einen Schlag aussetzte. Es handelt sich aber nur um den etwas verlängerten Abstand zum nächsten

Herzschlag, der durch den Extraschlag entstanden ist. Diese Herzrhythmusstörungen können sich bedrohlich anfühlen, sind jedoch meist eher harmloser Natur.

Vorhofflimmern Problematischer wird es, wenn aus dem schnellen Puls ein Vorhofflimmern wird. Dabei kontrahieren sich die Herzmuskelzellen des rechten Vorhofes nicht mehr richtig. Sie arbeiten völlig unabhängig und unkoordiniert voneinander. Vorhof und Hauptkammer des Herzens arbeiten dann nicht mehr synchron und der Herzschlag wird unregelmäßig. Es kann zu starkem Herzrasen kommen mit der Folge einer Ablagerung von Blutgerinnseln im rechten Vorhof, da dieser sich nicht mehr richtig kontrahiert. Diese Blutgerinnsel (Thromben) können aus dem Herzen ausgeschwemmt werden. Wenn sie dann Blutgefäße verstopfen, besteht die Gefahr eines Schlaganfalls. Diese Gefahr ist besonders hoch, wenn es plötzlich zu einer Normalisierung des Herzschlags kommt und der Vorhof sich wieder kräftig kontrahieren kann. Durch den kräftigen Herzschlag wird das Gerinnsel in die Blutbahn ausgetrieben.

Eine Schilddrüsenüberfunktion gehört bei jungen Menschen unter 40 Jahren zu den häufigsten Ursachen für Vorhofflimmern. Meist tritt dies aber bei Patienten mit Morbus Basedow durch die länger anhaltende Schilddrüsenüberfunktion auf. Patienten mit Hashimoto-Thyreoiditis sind wegen der meist wesentlich kürzer anhaltenden Überfunktionsphase wesentlich weniger gefährdet.

Herzrasen Die pro Herzschlag ausgeworfene Menge an Blut ist bei einer Schilddrüsenüberfunktion erhöht. Durch den schnelleren Puls und auch durch erhöhte Blutdruckwerte zirkuliert das Blut schneller durch den Körper. Zusätzlich kommt es zu einer Weitstellung der Blutgefäße. Dies verursacht die weiche Haut und ein allgemeines Wärmegefühl. Die Ursache für den schnelleren Pulsschlag und die höhere Menge an gepumptem Blutvolumen ist eine erhöhte Nervenaktivität im Sinusknoten, von dem der erste Nervenimpuls für jeden Herzschlag ausgeht. Zusätzlich haben alle Körperzellen einen erhöhten Sauerstoffbedarf. Dieser kann nur gedeckt werden, wenn mehr Blut in kürzerer Zeit an die Stelle des Verbrauchs transportiert wird. Die Zellen des Herzens, die die Pulsschlagfolge regeln, werden in der Schilddrüsenüberfunktion empfindlicher für die »Alarmhormone« Adrenalin und Noradrenalin der Nebenniere. In Stresssituationen kommt es als Alarmreaktion des Körpers ohnehin zu einer erhöhten Produktion dieser Stresshormone. Dies kann sehr schnell geschehen und hält meist nur wenige Sekunden an. Diese an sich gewünschte Schutzreaktion des Körpers, bei der Energiereserven für kritische Situationen bereitgestellt werden, kann sich jedoch bei einer Überfunktion zu länger anhaltendem Herzrasen entwickeln und Herzrhythmusstörungen auslösen.

Patientenbericht

Angelika B., 55 Jahre

» Viele Jahre wusste ich gar nicht, dass ich etwas mit der Schilddrüse habe. Ich war sehr schlank (Kleidergröße 34–36) und knochig. Wenn ich nicht abnehmen wollte, musste ich ziemlich viel essen. Ein Mittagessen bestand immer aus zwei vollen Portionen und zwischendurch aß ich alles, was ich finden konnte, ohne zuzunehmen. Außerdem hatte ich brüchige Fingernägel, die schnell abbrachen. Ohne ersichtlichen Grund bekam ich plötzlich Herzrhythmusstörungen und bekam oft keine Luft mehr. Ich war in kardiologischer Behandlung. Manchmal hatte ich auch ein Gefühl von Enge in der Brust, wie bei einem Herzinfarkt. Man sagte mir dann, das seien Angstzustände oder eine Erschöpfungsdepression. Doch woher sollte die kommen? Alle meinten, ich sei überarbeitet. Ich arbeite seit gut 35 Jahren in der Kita und diese Arbeit bereitet mir sehr viel Freude. Ich hatte eine sehr glückliche und behütete Kindheit und auch meine Ehe ist gut und wir haben tolle Kinder. Nun war ich oft nervös und ohne Grund aggressiv. Ob das alles mit Hashimoto zu tun hat, weiß ich nicht, aber alles, was ich gelesen habe, deutet darauf hin. «

Erhöhte Blutdruckwerte Typisch für die Blutdruckerhöhung als Folge der Schilddrüsenüberfunktion ist eine hohe Blutdruckamplitude. Das heißt, dass der Abstand zwischen dem zuerst gemessenen höheren systolischen Blutdruck und dem danach gemessenen niedrigeren diastolischen Blutdruckwert größer wird. So kann etwa aus einem normalen Blutdruck von 120 zu 80 mmHg ein Blutduck von 160 zu 85 mmHg werden. Erhöhte Blutdruckwerte im Rahmen einer Überfunktion normalisieren sich mit der Verbesserung der Schilddrüsenfunktion.

Die starke Belastung für das Herz wird von den meisten Hashimoto-Patienten mit kurz anhaltender Überfunktion recht gut toleriert. Problematisch wird es für Menschen mit bereits bestehenden Herzerkrankungen oder Menschen mit weiteren Risikofaktoren. Eine Herzmuskelschwäche ist selten Folge einer Überfunktion und auch Herzinfarkte sind eine Rarität. Gefährdet durch Infarkte sind Patienten mit koronarer Herzerkrankung, also Menschen, bei denen bereits eine Engstellung der Herzkranzarterien (bekannt oder unbekannt) besteht. Raucher und Personen mit stark erhöhten Cholesterinwerten sind häufiger betroffen.

Nervensystem

Bei der Überfunktion besteht eine erhöhte Reizbarkeit des Nervensystems. Die Reizleitung in den Nerven ist stark beschleunigt. Bei der körperlichen Untersuchung können aus diesem Grund die Reflexe besonders lebhaft auslösbar sein. Diese vermehrte und beschleunigte Aktivität des Nervensystems macht sich in verschiedenen Organsystemen bemerkbar (Muskulatur, Herz-Kreislauf-System, Magen-Darm-System).

Psyche

Die Überfunktion führt zu einer starken Unruhe des Patienten, was sich auch durch vermehrte körperliche Aktivität bemerkbar machen kann. Einige Patienten sind hyperaktiv und möchten ständig etwas machen. Andere Patienten wirken etwas apathisch und fühlen sich völlig erschöpft. Grund für die Erschöpfung ist der antreibende Effekt von Schilddrüsenhormon auf fast alle Stoffwechselprozesse des Körpers. Dies führt dazu, dass die Energiereserven aufgebraucht werden, und auch zu einer mentalen Erschöpfung. Die Symptome ähneln dann einem Burn-out-Syndrom. Schon bei kleinen Belastungen fangen die Betroffenen an zu weinen oder reagieren gefühlsmäßig unangemessen.

Sehr selten kann die Überfunktion die Psyche so beeinflussen, dass ein wahnhaftes Erleben auftritt und eine Psychose diagnostiziert wird. Da heute in vielen psychiatrischen Kliniken regelhaft die Schilddrüsenhormone gemessen werden, wird diese seltene Form einer Psychose jedoch schnell erkannt.

Manche älteren Patienten reagieren etwas atypisch auf eine Überfunktion. Sie werden eher ruhig und wirken leicht apathisch. Bei Älteren kann man daher manchmal die Symptome einer Überfunktion schlecht von denjenigen der Unterfunktion unterscheiden. Gerade bei älteren Menschen ist es daher wichtig, bei Verhaltensauffälligkeiten auch an die Schilddrüse zu denken.

Nierenfunktion

Durch den beschleunigten Pulsschlag wird mehr Blut durch die Nieren gepumpt, sodass die Nieren mehr arbeiten müssen. Zusätzlich scheinen die Nierenzellen durch die Überfunktion selbst in ihrer Aktivität gesteigert, die Folge ist eine erhöhte Harnproduktion. Betroffene Patienten müssen daher häufiger Wasser lassen. Die Nierenfunktion verschlechtert sich aber durch die Überfunktion nicht.

Bei Menschen mit einer Zuckerkrankheit, die eine Überfunktion entwickeln, kann es durch die Verschlechterung der Blutzuckerwerte zu einer vermehrten

Ausscheidung von Zucker über die Niere kommen, sodass im Urintest Zucker nachweisbar ist. Da Zucker Wasser bindet, wird mehr Urin ausgeschieden.

Fortpflanzung und Sexualität

Bei Frauen Durch die Störung der Hormone des Zwischenhirns, die die Regelblutung steuern, kann die Überfunktion die Menstruationsblutung beeinflussen. Die Stärke der Blutung lässt meist nach und es kann zu Verschiebungen mit verkürzten, aber auch verlängerten Zyklen kommen. Bei einer sehr starken Überfunktion kann die Regelblutung auch vollständig ausbleiben. Da die Überfunktion bei Hashimoto-Thyreoiditis nur vorübergehend ist, spielt sie meist keine relevante Rolle bei der Entwicklung von Regelblutungsstörungen. Da sich an die Phase der Überfunktion aber auch eine Unterfunktion anschließen kann, können durchaus über mehrere Monate Zyklusstörungen auftreten, bis die Schilddrüsenfunktion sich entweder spontan, meist aber nach Gabe von Schilddrüsenhormon normalisiert hat.

Während der Phase der Überfunktion ist durch die allgemeine Schwächung des Organismus die Libido meist reduziert, ebenso die Wahrscheinlichkeit für einen Schwangerschaftseintritt. Die Rate von Fehlgeburten bei Frauen mit einer Überfunktion ist etwas höher als bei Frauen ohne diese Schilddrüsenstörung. Ein normaler Schwangerschaftseintritt und -verlauf sind aber grundsätzlich möglich.

Bei Männern Eine seltene Störung der Überfunktion beim Mann kann eine leichte Schwellung der Brustdrüsen sein (Gynäkomastie) mit Berührungsempfindlichkeit und selten auch einem leichten Druckgefühl. Durch den insgesamt beschleunigten Stoffwechsel werden auch die männlichen Hormone (Testosteron und seine Vorläuferhormone) stärker um- und abgebaut. So wird z. B. Testosteron zu Östrogenen im Fettgewebe umgebaut. Die erhöhten Östrogene verursachen die Symptome. Auch die Regelhormone des Sexualsystems, besonders das luteotrope Hormon (LH), sind in ihrer Aktivität verändert. LH ist wesentlich für die Testosteronproduktion des Hodens verantwortlich.

Das allgemeine Krankheitsgefühl und die Beeinflussung der Sexualhormonproduktion können zu einem starken Libidoverlust führen. Nicht selten kommt es auch zu Erektionsproblemen. Alle Symptome sind nach der Abheilung der Überfunktionsphase vollständig rückläufig.

Selbsttest: Ist meine Schilddrüse krank?

Wenn Sie sich fragen, ob Sie eventuell an einer Schilddrüsenerkrankung leiden, geben die folgenden Fragen – bzw. Ihre Antworten – einen ersten Aufschluss.

	Ja	Nein
Haben Sie eine neu aufgetretene Schwellung im Halsbereich unterhalb des Kehlkopfes?	☐	☐
Ist Ihnen der Hemd- oder Blusenkragen zu eng geworden, ohne dass Sie stark zugenommen haben?	☐	☐
Ist Ihnen das Tragen enger Kleidung (Krawatten, Rollkragenpullis) unangenehm geworden?	☐	☐
Haben Sie oft ein Kloß- oder Druckgefühl im Halsbereich?	☐	☐
Hat Ihr Appetit grundlos stark zu- oder abgenommen?	☐	☐
Sind bei Ihnen Verstopfung oder zu häufige Stuhlgänge neu aufgetreten?	☐	☐
Haben Sie in kurzer Zeit unerklärlich stark zu- oder abgenommen?	☐	☐
Haben Sie starken Haarausfall?	☐	☐
Werden Ihre Haare strohiger und lassen sich schlecht frisieren?	☐	☐

	Ja	Nein
Wachsen Ihre Finger- und Zehennägel nicht mehr gut und sind brüchiger geworden?	☐	☐
Haben Sie einen schnellen Pulsschlag schon in Ruhe oder bei kleinen körperlichen Belastungen?	☐	☐
Schlafen Sie schlecht und sind innerlich immer sehr unruhig und nervös?	☐	☐
Zittern Ihre Hände in Ruhe ungewollt?	☐	☐
Sind Sie fast immer müde und haben ein stark gesteigertes Schlafbedürfnis?	☐	☐
Sind Sie antriebslos und oft depressiv verstimmt?	☐	☐
Ist Ihnen ständig kalt, auch wenn anderen eher warm ist?	☐	☐
Ist Ihnen ständig warm, auch wenn anderen eher kalt ist?	☐	☐

Die Auswertung

Haben Sie zwei oder mehr Fragen mit Ja beantwortet, ist es durchaus möglich, dass Sie an einer Störung der Schilddrüsenfunktion leiden. Dann sollten Sie dies ärztlich abklären lassen, um Sicherheit zu bekommen.

Viele der in den Fragen aufgeführten Symptome sind unspezifisch, das heißt, sie sind kein Beweis für eine Erkrankung der Schilddrüse. Schlechter Schlaf, Verstopfung oder ein Kloßgefühl im Halsbereich können auch viele andere Ursachen haben. Deshalb ist die Wahrscheinlichkeit, dass wirklich eine Störung der Schilddrüse vorliegt, größer, wenn Sie wenigstens zwei Fragen mit Ja beantwortet haben.

Scheuen Sie sich nicht, Ihren Arzt darauf anzusprechen. Männer sind oft viel zögerlicher, den Arzt aufzusuchen. Auch die Männer möchte ich motivieren, nicht zu lange zu warten, damit frühzeitig bei Vorliegen einer Schilddrüsenerkrankung Abhilfe geschaffen werden kann.

Auf den folgenden Seiten erfahren Sie, welche Untersuchungen der Arzt durchführen kann und wie sie funktionieren.

Wie wird Hashimoto diagnostiziert?

Beim Verdacht auf eine Schilddrüsenkrankheit können verschiedene Untersuchungen durchgeführt werden. Lesen Sie hier, wie die Diagnose »Hashimoto« gesichert wird.

Jeder Untersuchung geht zunächst die Anamnese voraus. Der Arzt stellt dem Patienten Fragen zu den Beschwerden sowie zu Vorerkrankungen und Lebensgewohnheiten.

Nach dem Gespräch: die körperliche Untersuchung

Die körperliche Untersuchung durch den Arzt kann bereits Hinweise auf die Art einer Schilddrüsenerkrankung geben.

Die körperliche Untersuchung: sehen, tasten, hören

Das Schilddrüsengewebe bei Hashimoto-Thyreoiditis ist häufig etwas fester zu tasten als eine nicht betroffene Schilddrüse. Um die Unterschiede zu ertasten, braucht der Arzt eine gewisse Erfahrung. Das festere Gewebe entsteht durch die Vermehrung der weißen Blutkörperchen in der Schilddrüse, die vermehrte Blutansammlung und bei längerer Erkrankung durch den Ersatz von normalem Schilddrüsengewebe durch Bindegewebe.

Je nach den Symptomen kann der Arzt dann seine Untersuchungen ausweiten. Er wird die Haut anfühlen, um zu spüren, ob sie eher kühl oder warm ist. Er kann so auch feststellen, ob vermehrt Schweiß gebildet wird oder ob die Haut sehr trocken ist oder schuppt. Schildert der Patient einen starken Haarausfall, kann der Arzt feststellen, ob die Haare sich schon auf einen leichten Zug ausziehen lassen. Bei einer stärkeren Unterfunktion fällt ihm vielleicht auf, dass die Augenbrauen seitlich ausgefallen sind. Im Bereich des

Gesichts oder der Fußknöchel können auch Wasseransammlungen auffallen. Diese lassen sich feststellen, indem der Arzt auf die betroffene Stelle drückt und beobachtet, ob eine Delle stehen bleibt. Bei Wassereinlagerungen in das Unterhautfettgewebe bleibt eine Delle zurück. Handelt es sich nur um Fettgewebe, zeigt sich hingegen keine Änderung.

Beim Tasten des Pulses wird für den Arzt erkennbar, ob eine Pulsbeschleunigung (Tachykardie) oder eine Pulsverlangsamung (Bradykardie) vorhanden sind. Ebenso lässt sich so eine Herzrhythmusstörung feststellen. In manchen Fällen wird der Arzt dabei auch das Herz abhören. Eine Blutdruckmessung bei Verdacht auf eine Schilddrüsenfunktionsstörung ist ebenfalls sinnvoll, da sowohl die Unterfunktion wie auch die Überfunktion eine Blutdruckerhöhung verursachen können. Wenn der Patient über Verdauungsstörungen klagt, kann der Arzt auch den Bauch abtasten und die Darmgeräusche abhören.

Die Untersuchung der Reflexe

Weitergehende Untersuchungen sind die Reflexuntersuchungen. Sehr einfach zu untersuchen ist der Patellarsehnenreflex. Hierbei wird durch ein kurzes, sanftes Klopfen mit dem Reflexhammer auf die Sehne unterhalb der Kniescheibe bei gebeugtem Knie eine Anspannung der Oberschenkelmuskeln bewirkt. In der Folge wird das gebeugte Knie unwillkürlich gestreckt. Bei einer Überfunktion kommt es zu einer überschießenden Reaktion, bei einer Unterfunktion ist es möglich, dass dieser Reflex eher schwer auszulösen ist. Besonders typisch für die Unterfunktion ist auch der verlangsamte Reflex der Achillessehne, wenn sie unter leichter Anspannung beklopft wird.

Diese Reflexuntersuchungen werden heute eher selten gemacht. Allgemeinärzte, praktische Ärzte, Internisten und Endokrinologen benutzen aber gelegentlich diese Untersuchungsmethoden, um sich einen Eindruck vom Schweregrad der Funktionsstörung zu verschaffen.

Ultraschall: wichtigstes bildgebendes Verfahren

Die Ultraschalluntersuchung (Sonografie) ist ein unschädliches Verfahren, um die Form, die Größe und Strukturveränderungen der Schilddrüse zu erkennen. Veränderungen in der Umgebung der Schilddrüse wie Vergrößerungen von Lymphknoten und die Lagebeziehung zu anderen Organen wie der Luftröhre oder der Speiseröhre können ebenfalls gesehen werden. Da mit dem Ultraschall keine Strahlenbelastung einhergeht, kann die Methode beliebig oft angewendet werden. Manche Hausärzte haben ein Ultraschallgerät zur Verfügung und können es auch an der Schilddrüse einsetzen. Regelhaft wird das Verfahren von Internisten, Endokrinologen und Nuklearmedizinern eingesetzt, die sich um die Versorgung von Schilddrüsenpatienten kümmern.

Was sieht der Arzt bei Hashimoto typischerweise im Ultraschall?

Normalbefund Ultraschallbilder werden üblicherweise in Schwarz-Weiß dargestellt. Das normale Ultraschallbild der Schilddrüse hat eine feinkörnige hellgraue Struktur (Seite 53 unten).
Bei jeder Ultraschalluntersuchung wird auch die Größe bzw. das Volumen der Schilddrüse bestimmt. Diese Bestimmung kann nur annähernd genau sein, da jede Schilddrüse eine etwas andere Form hat. Um das Volumen auszurechnen, geht man von der Annahme aus, dass der rechte und der linke Schilddrüsenlappen eine ovale Form haben. Mit einer mathematischen Formel kann der Arzt das Volumen der Schilddrüse bestimmen. In den neueren Ultraschallgeräten rechnet eine Software das Volumen automatisch aus, wenn der Arzt die Messpunkte im Bild gesetzt hat.

Der obere Grenzwert für eine normal große Schilddrüse sind 18 Milliliter für Frauen und 25 Milliliter für Männer. Ein Milliliter Gewebe entspricht ziemlich genau einem Gramm, sodass manche Untersucher das Volumen auch in Gramm angeben. Solange eine Schilddrüse normal funktioniert, gibt es bei der Ultraschalluntersuchung keine Grenzwerte für eine zu kleine Schilddrüse.

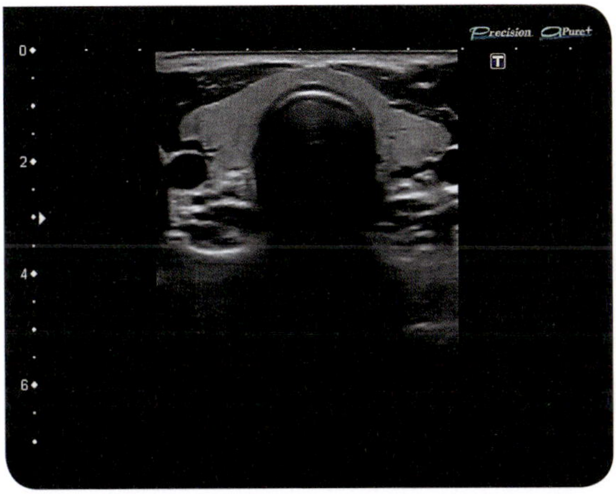

Querschnitt durch eine normale Schilddrüse: Die hellgraue Schilddrüse liegt wie ein Hufeisen um die Luftröhre. Oberhalb der Schilddrüse ist fast schwarz die Halsmuskulatur zu sehen. An der Seite links und rechts erkennt man als runde schwarze Strukturen die großen Halsschlagadern. Unterhalb der beiden Schilddrüsenlappen liegt jeweils die tiefe Halsmuskulatur.

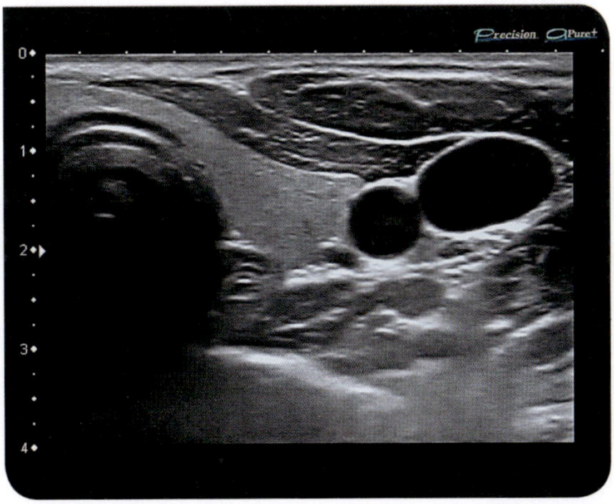

Ultraschallanatomie bei Normalbefund. Zu erkennen ist ein Querschnitt durch den linken Schilddrüsenlappen, wobei der Übergang zum rechten Schilddrüsenlappen (Isthmus) und die Luftröhre ebenfalls zu sehen sind. Zudem sind die Speiseröhre, die Halsschlagader, die große Halsvene und die Halsmuskulatur zu sehen.

Befunde bei Hashimoto

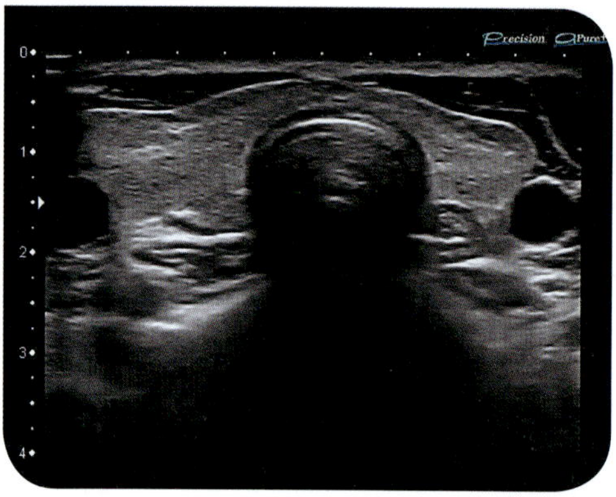

« Querschnitt durch eine leicht vergrößerte, etwas dunklere Schilddrüse bei Hashimoto: Besonders zu Beginn der Erkrankung kann es zu einer Vergrößerung des Organs kommen.

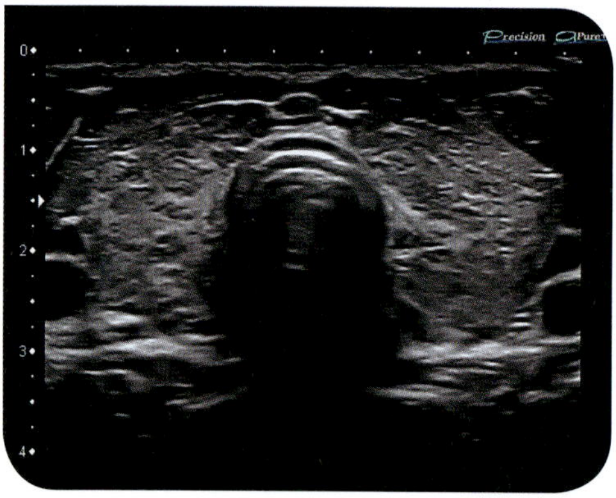

« Querschnitt durch eine deutlich vergrößerte, etwas »ballonierte« dunklere Schilddrüse bei Hashimoto: Manchmal wirkt die Schilddrüse wie aufgeblasen. Insgesamt wirkt das Ultraschallbild sehr »unruhig«.

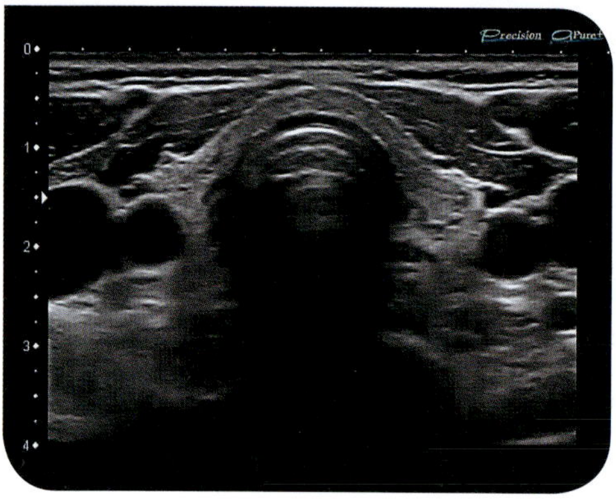

« Queransicht einer atrophischen Schilddrüse bei Hashimoto: Die Schilddrüse wird mit der Zeit langsam immer kleiner und ist manchmal im Ultraschallbild kaum mehr zu erkennen.

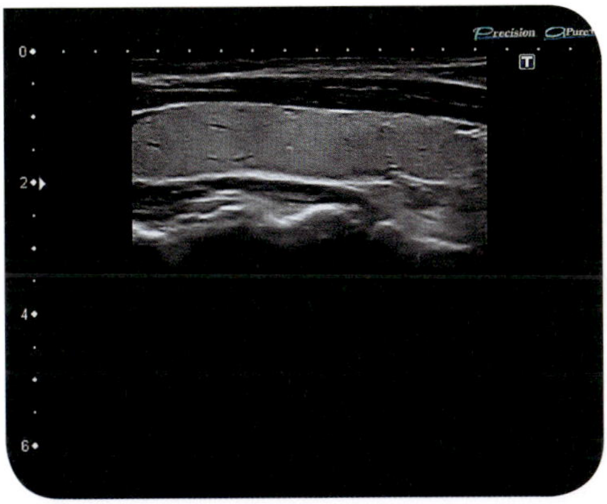

Längsansicht eines normalen Schilddrüsenlappens: Die Schilddrüse stellt sich hellgrau dar. Darüber sieht man die sehr dunkle Halsmuskulatur. Gut zu erkennen ist die Bindegewebskapsel der Schilddrüse, die das Organ wie ein schmales helles Band umgibt. Unterhalb der Schilddrüse liegt die dunkle tiefe Halsmuskulatur. Das helle wellenförmige Band unten ist die Halswirbelsäule. Darunter ist alles schwarz, weil der Ultraschall den Knochen nicht durchdringt.

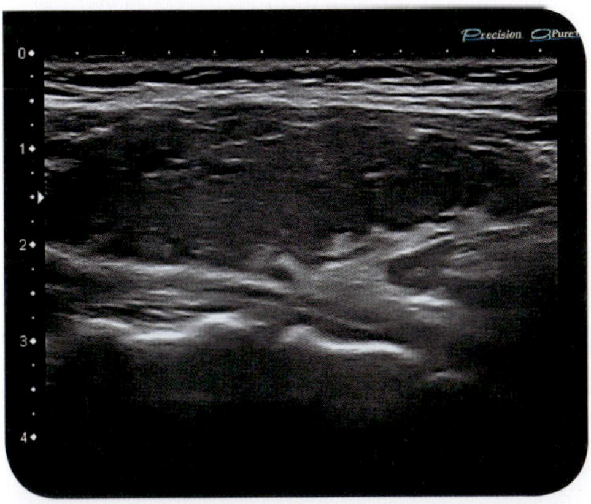

Längsansicht eines Schilddrüsenlappens bei Hashimoto-Thyreoiditis: Im Vergleich zur normalen Schilddrüse (Bild oben) zeigen die typischen Veränderungen der Hashimoto-Thyreoiditis ein deutlich dunkleres, »schwärzeres« Ultraschallbild. Dies kann sowohl für die ganze Schilddrüse gelten als auch an einigen Stellen etwas stärker betont sein. Auf der rechten Bildseite unten ein kleiner dunkler Lymphknoten mit typischem hellerem Binnenanteil.

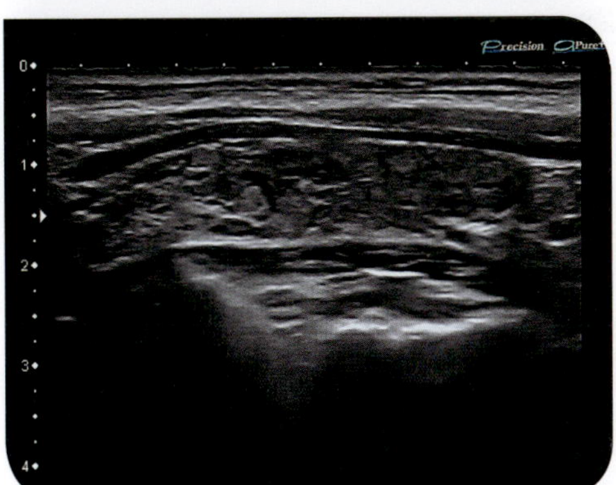

Längsansicht eines pseudoknotig veränderten Schilddrüsenlappens bei Hashimoto: Manchmal wirkt das Bild so, als ob Schilddrüsenknoten vorhanden seien. Der erfahrene Untersucher kann dies aber gut von echten Knoten unterscheiden.

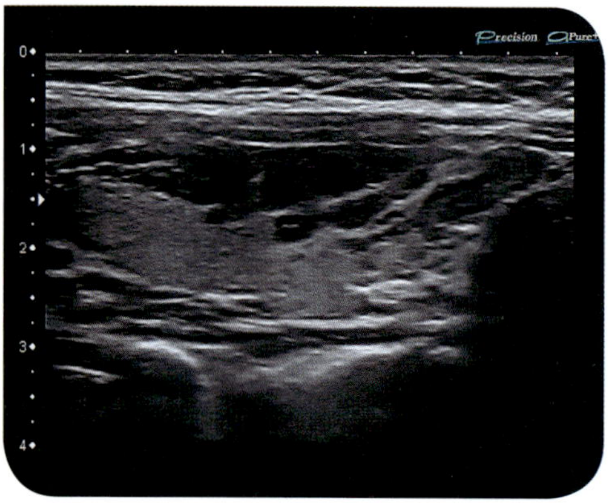

Längsansicht eines nur in den oberen Anteilen von Hashimoto betroffenen Schilddrüsenlappens: Diese Anteile sind deutlich dunkler als die hellgraue normale Schilddrüse.

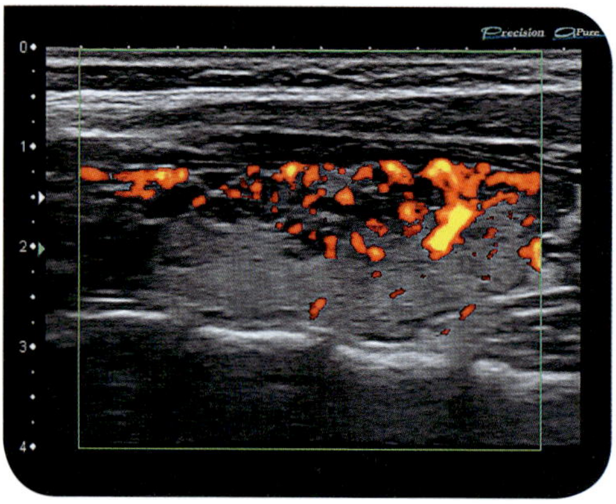

Längsansicht eines nur in den oberen Anteilen von Hashimoto betroffenen Schilddrüsenlappens. Diese Abschnitte zeigen eine deutlich verstärkte Durchblutung.

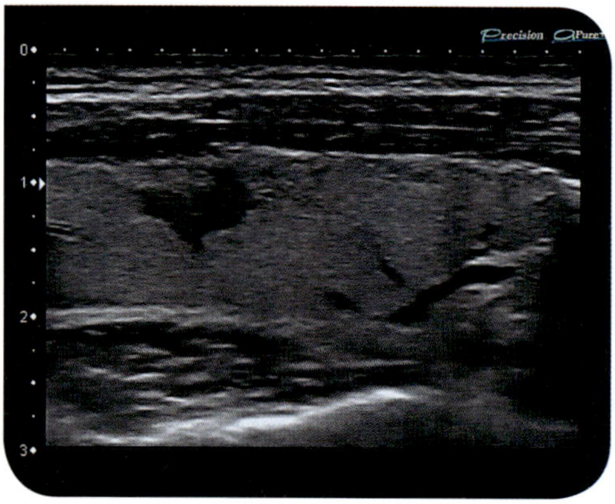

Längsansicht eines nur in einem (dunklen) Bezirk von der Hashimoto-Thyreoiditis betroffenen Schilddrüsenlappens. Der Befund sieht im Ultraschall wie ein einzelner unregelmäßig gewachsener Schilddrüsenknoten aus. Die Diagnose Hashimoto wurde nach einer Feinnadelpunktion gesichert.

Da die Autoimmunreaktion der Schilddrüse letztlich auch eine entzündliche Reaktion des Körpers darstellt, finden sich meist unterhalb der Schilddrüse sichtbare Lymphknoten, die als harmlos einzustufen sind, aber bei der Ultraschalluntersuchung auffallen können.

Die Farbdarstellung des Blutflusses im Ultraschall im Rahmen einer Duplexsonografie ist bei der Hashimoto-Thyreoiditis nicht einheitlich. Meist zeigt sich keine veränderte Durchblutung im Vergleich zu gesunden Schilddrüsen. Bei Patienten, die schon lange eine behandlungspflichtige Unterfunktion der Schilddrüse als Folge einer Hashimoto-Thyreoiditis haben, findet sich gelegentlich eine etwas verminderte Durchblutung. Bei Kindern und Jugendlichen lässt sich nicht selten – besonders bei einem akuten Beginn der Erkrankung – eine sehr starke Durchblutung des Organs darstellen. Dies ist eigentlich ein typisches Ultraschallzeichen des Morbus Basedow. Da auch der Morbus Basedow im Ultraschall mit einem schwärzeren Bild einhergeht, kann es in diesen Fällen schwierig sein, Hashimoto-Thyreoiditis und Morbus Basedow auseinanderzuhalten. Wenn dann auch die Antikörperkonstellation im Blut nicht eindeutig ist, kann in seltenen Fällen erst eine Szintigrafie oder eine Feinnadelpunktion (Seite 59) die Klärung bringen.

Patientenbericht

Rita M., 37 Jahre

» *Bei einer Familienfeier erfuhr ich, dass meine Tante und meine Cousine eine Unterfunktion der Schilddrüse haben. Weil ich an Regelblutungsstörungen und verstärkter Müdigkeit litt, sprach ich meinen Hausarzt an. Er ließ den TSH-Wert bestimmen, der mit 14 mU/l viel zu hoch war. Die Schilddrüsenwerte T3 und T4 waren an der unteren Grenze des Normalen. Als auch die Antikörper gegen Schilddrüsengewebe erhöht gemessen wurden, schien klar zu sein, dass ich auch die Autoimmunerkrankung geerbt habe. Nach einer Ultraschalluntersuchung beim Schilddrüsenspezialisten bekam ich Schilddrüsenhormone. Wenig später hatte ich verlängerte Monatsblutungen, die in zu kurzen Abständen einsetzten. Erst nachdem die Hormondosis etwas erniedrigt worden war, normalisierte sich alles und ich habe jetzt eine regelmäßige Zyklusblutung. Die Müdigkeit wurde bereits nach 3–4 Wochen erheblich besser.* «

Nicht immer nötig: die Schilddrüsenszintigrafie

Die Schilddrüsenszintigrafie ist ein nuklearmedizinisches Verfahren. Bei dieser Untersuchung wird eine kleine Menge der schwach radioaktiven Testsubstanz Technetium 99m in die Vene eingespritzt. Da die Schilddrüse Technetium nicht von Jod unterscheiden kann, nimmt sie es auf, und zwar nur in ihre funktionstüchtigen Zellen. Etwa 10–20 Minuten nach dem Spritzen der Testsubstanz kann dann ein Funktionsabbild der Schilddrüse gemacht werden, da die verwendete radioaktive Substanz (Gammastrahlung) aus kurzer Entfernung außerhalb des Körpers mit einer speziellen Kamera gemessen werden kann (siehe Abb.). Da Technetium aber – anders als Jod – nicht in die Schilddrüsenhormone eingebaut wird, wird es auch schnell wieder aus der Schilddrüse hinausgeschleust und dann hauptsächlich über den Urin ausgeschieden. Da Technetium zudem sehr schnell zerfällt, ist die Strahlenbelastung insgesamt gering. Eine Untersuchung entspricht etwa der natürlichen Strahlenbelastung, der wir alle in 5–6 Monaten ausgesetzt sind.

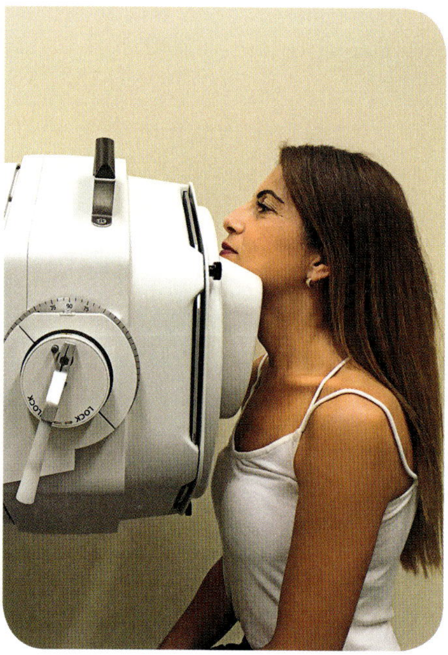

Bei der Szintigrafie sitzt die Patientin direkt vor dem Aufnahmegerät, der Gammakamera.

Wann wird eine Szintigrafie gemacht?

Für die Diagnose der Hashimoto-Thyreoiditis ist diese Untersuchung normalerweise nicht erforderlich, da in fast allen Fällen die Bestimmung der Laborwerte und die Ultraschalluntersuchung ausreichen. In einigen Fällen kann es allerdings schwierig sein, eine Überfunktion der Schilddrüse, mit der die Hashimoto-Thyreoiditis ja auch beginnen kann, sicher von anderen Formen der Überfunktion zu unterscheiden. Diese Unterscheidung kann wichtig sein, wenn überlegt wird, eine blockierende Behandlung der Schilddrüsenhormonproduktion mit Medikamenten (Thyreostatika) zu beginnen. Bei der Hashimoto-Thyreoiditis ist die Überfunktion ja nur vorübergehend und wird durch die entzündungsbedingte Freisetzung von bereits gebildetem Schilddrüsenhormon verursacht. In diesem Fall würde die Gabe von blockierenden Medikamenten zur Verstärkung einer Unterfunktion beitragen, die sich möglicherweise ohnehin ausbildet. Richtig wäre die Gabe dieser Medikamente allerdings beim Morbus Basedow und bei autonomen Funktionsstörungen der Schilddrüse, die keine autoimmune Ursache für die Überfunktion haben.

Ein weiterer Grund, eine Szintigrafie durchzuführen, ist die Abklärung von zusätzlich vorliegenden knotigen Veränderungen. Da in Deutschland Schilddrüsenknoten sehr häufig sind, ist es nicht selten, dass sich eine Hashimoto-Thyreoiditis in einer Schilddrüse bildet, die bereits zuvor Knoten hatte. Ein Schilddrüsenszintigramm kann ergänzende Informationen über den Funktionszustand eines Knotens geben. Fast immer sind diese Knoten gutartig. Bei Patienten mit Hashimoto-Thyreoiditis kommt die gutartigste Form des Schilddrüsenkrebses, das papilläre Schilddrüsenkarzinom, allerdings geringfügig häufiger vor als in der Normalbevölkerung, sodass eine sorgfältige Abklärung von Schilddrüsenknoten bei verdächtigen Ultraschallveränderungen besonders wichtig ist. Diese Tumorart ist sehr gut heilbar und durch Operation und eventuell notwendige Radiojodtherapie geheilte Patienten haben eine genauso hohe Lebenserwartung wie die Normalbevölkerung.

Die Szintigrafie funktioniert nur bei noch funktionsfähigem Schilddrüsengewebe und ist daher meist nicht sinnvoll, wenn bereits ein vollständiger Verlust der Schilddrüsenfunktion durch die Autoimmunerkrankung eingetreten ist.

Eher selten nötig: die Feinnadelpunktion

Eine Gewebeprobe aus der Schilddrüse ist nur sehr selten notwendig, um die Diagnose einer Hashimoto-Thyreoiditis zu stellen. Sie kann aber sinnvoll sein, wenn die Antikörper im Blut unauffällig sind und auch das Ultraschallbild keine klare Antwort gibt, ob eine Autoimmunerkrankung der Schilddrüse vorliegt.
Ist eine Unterfunktion der Schilddrüse entstanden, so ist die Ursache sehr wahrscheinlich eine Hashimoto-Thyreoiditis, aber noch nicht endgültig bewiesen.
Für diese seltene Form der Erkrankung gibt es den Begriff der »seronegativen Autoimmunthyreoiditis«. Durch eine Feinnadelpunktion können Zellen aus der Schilddrüse gewonnen werden. Diese Zellen können dann von Pathologen nach vorheriger Anfärbung mit Spezialfärbestoffen im Mikroskop untersucht werden. Die so hergestellten Präparate enthalten bei Patienten mit Hashimoto-Thyreoiditis auffällig viele weiße Blutkörperchen (Lymphozyten). Diese beweisen die autoimmunbedingte entzündliche Erkrankung.

Bei Schilddrüsenknoten

Ein weiterer Grund für eine Feinnadelpunktion ist die manchmal notwendige definitive Abklärung von zusätzlich vorhandenen Schilddrüsenknoten. Sehr selten kann die Hashimoto-Thyreoiditis nur einen einzigen Bezirk oder einzelne Bezirke der Schilddrüse betreffen, sodass dies im Ultraschallbild wie ein oder mehrere Knoten aussieht (Bild Seite 52 unten). Um auszuschließen, dass es sich hierbei um bösartige Tumore der Schilddrüse handelt, kann in einigen seltenen Fällen eine Feinnadelpunktion notwendig sein. Bei einigen Patienten sieht das Ultraschallbild so aus, als ob die ganze Schilddrüse von Knoten durchsetzt wäre (Bild Seite 52 unten). Da dieser Befund nicht so selten ist, wird er von erfahrenen Untersuchern erkannt, weshalb eine Feinnadelpunktion in der Regel nicht notwendig ist.

Bei Patienten mit Hashimoto sollte der Schilddrüsenknoten gründlich durch eine Ultraschalluntersuchung abgeklärt werden. Viele Knoten können so als gutartig eingestuft werden und brauchen nicht operiert zu werden. Wenn verdächtige Knoten vorhanden sind, kann im Zweifel eine Feinnadelpunktion eine Klärung bringen, ob es sich um gut- oder bösartiges Gewebe handelt. Die gewonnenen Zellen werden unter dem Mikroskop auf Bösartigkeit untersucht.

Die Gefahr, dass Schilddrüsenknoten sich als Schilddrüsenkrebs erweisen, ist trotz der Häufigkeit von Knoten in Deutschland erfreulicherweise nur sehr gering. Die bisher vorliegenden Daten weisen darauf hin, dass von etwa 7000 nachweisbaren Schilddrüsenknoten nur ein Knoten bösartig ist. Schilddrüsenkrebs ist eine seltene Krebsart mit wenig mehr als 7000 Fällen pro Jahr. Im Vergleich dazu ist Brustkrebs etwa 10-mal häufiger mit mehr als 70000 Erkrankten pro Jahr. Wenn eine Feinnadelpunktion vorgeschlagen wird, ist insgesamt also das Risiko, dass tatsächlich ein bösartiger Schilddrüsentumor gefunden wird,

Häufigkeit von Schilddrüsenknoten

In Deutschland kommen Schilddrüsenknoten sehr häufig vor. Eine wesentliche Ursache ist der früher stark verbreitete Jodmangel und die heute gerade grenzwertig ausreichende Jodversorgung. Eine große Serie mit Ultraschalluntersuchungen der Schilddrüse bei über 100000 Menschen in vielen Städten Deutschlands zeigte, dass etwa 25 % aller Untersuchten in der arbeitenden Bevölkerung knotige Veränderungen der Schilddrüse aufwiesen. Andere Untersuchungen zeigten, dass die Häufigkeit von Schilddrüsenknoten mit dem Lebensalter deutlich steigt. Bei den über 70-Jährigen hat fast jeder Zweite solche Veränderungen.

sehr gering und es besteht erst mal kein Grund zu sehr großer Sorge.

Was passiert bei einer Feinnadelpunktion?
In Deutschland werden Schilddrüsenknoten nahezu ausschließlich ultraschallgesteuert punktiert. Das heißt, der Arzt oder ein Mitarbeiter hält den Ultraschallkopf, um den Knoten gut sichtbar im Monitorbild zu haben. Dann wird eine sehr dünne Nadel (dünner als Nadeln bei der Blutabnahme) unter Sicht in den Knoten vorgeführt. Liegt die Nadel sicher im Knoten, wird eine ganz geringe Menge Zellmaterial durch Ansaugen mit einer Spritze gewonnen. Das Material wird anschließend entweder auf ein kleines Glas (Objektträger) aufgetragen oder in eine Lösung gegeben, sodass der Pathologe nach dem Zentrifugieren selbst die Präparate für das Mikroskop herstellen kann.

Patientenbericht

Susanne G., 42 Jahre

»Mein Hausarzt hatte bei mir vor vielen Jahren eine Unterfunktion der Schilddrüse festgestellt. Damals war ich sehr müde und abgespannt. Mit den Schilddrüsenhormonen ging es schnell besser und das ist auch so geblieben. Dass ich eine Hashimoto-Thyreoiditis habe, weiß ich erst seit 2 Jahren, als ich mich wegen einer anderen Krankheit beim Internisten vorgestellt habe. Der hat eine Ultraschalluntersuchung der Schilddrüse gemacht und gesagt, es sehe aus wie eine Hashimoto-Thyreoiditis. Das hat sich auch im Blut bestätigt. Zusätzlich hat er aber auch einen knapp 2 Zentimeter großen Knoten in der Schilddrüse gesehen. Er meinte, dass dies vielleicht besser abgeklärt werden sollte. Er hat mich zu einem Endokrinologen geschickt, der mir eine Punktion des Knotens vorgeschlagen hat. Davon war ich erst mal nicht begeistert. Ich hatte Angst vor der Punktion, aber noch mehr vor dem Ergebnis. Der Arzt hat mich aber beruhigt und mir genau erklärt, was gemacht wird. Die Punktion hat nur minimal wehgetan und war ganz schnell vorbei. Dann musste ich 3 Tage auf das Ergebnis warten. Das Resultat war aber eindeutig gutartig und die Ärzte haben mir vorgeschlagen, gar nichts zu tun, außer mein Schilddrüsenhormon weiter einzunehmen. Jetzt bin ich schon 5-mal im Jahresabstand zu einer Kontrolle der Ultraschalluntersuchung gegangen und nichts hat sich geändert.«

Wie schmerzhaft ist eine Feinnadelpunktion?
Die Punktion der Schilddrüse ist normalerweise kaum schmerzhaft. Die meisten Untersucher führen die Punktion ohne Lokalbetäubung durch, da die Schilddrüse selbst nahezu schmerzfrei ist und nur der Stich durch die Haut einen Schmerz verursacht. Da auch der Einstich für die Lokalbetäubung einen geringen Schmerz auslösen kann, ist die Belastung für den Patienten mit und ohne Lokalbetäubung ähnlich. Bei ängstlichen oder sehr schmerzempfindlichen Personen kann eine Lokalbetäubung aber durchaus sinnvoll sein.

Laboruntersuchungen

Zur Feststellung einer Funktionsstörung der Schilddrüse reicht als Basismaßnahme die Bestimmung des TSH-Wertes aus. Bestehen hier Auffälligkeiten, können die Schilddrüsenhormone T3 und T4 zur genaueren Beurteilung der Stoffwechsellage analysiert werden. Antikörper gegen Schilddrüsengewebe (TPO-AK, TG-AK) sind bei Hashimoto-Thyreoiditis fast immer erhöht messbar.

Wichtigster Laborwert: der TSH-Wert
Der wichtigste Laborwert ist der TSH-Wert (Seite 17). Bei einer Schilddrüsenunterfunktion steigen die TSH-Werte, um die Hormonproduktion anzuregen. Umgekehrt sinken die TSH-Werte bei einer Überfunktion ab, da ja kein stimulierendes Hormon benötigt wird. Kurz gesagt bedeutet ein zu hohes TSH, dass zu wenig Schilddrüsenhormon in der Blutbahn zirkuliert, und ein zu niedriges TSH, dass zu viel Schilddrüsenhormon vorhanden ist.

Patientenbericht

Silke M. für ihren Vater Rolf G., 82 Jahre

» *Mit seinen 82 Jahren ist mein Vater immer noch ganz agil gewesen, hat seinen Urenkeln regelmäßig vorgelesen und täglich seine kleinen Spaziergänge »ums Eck« gemacht. Vor anderthalb Jahren wurde mein Vater immer stiller und hatte keine große Lust mehr, an langen Diskussionen in der Familie teilzunehmen. Er hat sich immer mehr zurückgezogen und wollte »bloß seine Ruhe«. Es war ihm dann immer schnell kalt und die Heizung musste immer auf die höchste Stufe gestellt werden, obwohl allen anderen im Raum viel zu warm war. Nach einigen Monaten ist er dann nur noch morgens kurz aus dem Bett aufgestanden, um zu frühstücken. Danach hat er sich wieder hingelegt, um »noch ein Schläfchen zu machen«. Es war überhaupt nichts mehr mit ihm los. So kannten wir ihn gar nicht. Zu einem Arztbesuch war er nicht zu bewegen.*

Erst als der Hausarzt bei meiner Mutter einen Hausbesuch gemacht hat, konnten wir meinen Vater bewegen, sich Blut abnehmen zu lassen. Der Hausarzt fand meinen Vater im Vergleich zu früher auch sehr verändert und hat eine Reihe von Blutwerten gemacht. Es stellte sich eine starke Schilddrüsenunterfunktion heraus. Der Arzt hat dann Schilddrüsenhormone verordnet und die Diagnose Hashimoto-Thyreoiditis nach einer weiteren Blutabnahme gestellt. Nach 2 Wochen ging es meinem Vater wieder viel besser, er wurde wieder agiler, hat nicht mehr so viel geschlafen und seine Neigung zum Frieren war weg. Kurz, er ist wieder der Alte geworden. Wir sind froh, dass er jetzt die Diagnose Schilddrüsenerkrankung hat. Sonst hätten wir bald geglaubt, dass alles nur eine Alterserscheinung sei. «

Unterschiedliche TSH-Normalbereiche Als normal bezeichnen wir eine Eigenschaft, die fast alle Menschen haben. In der Statistik hat man sich darauf festgelegt, den Teil einer Stichprobe als von der Norm abweichend zu betrachten, wenn diese vom Durchschnittswert weit entfernt ist. Eine Normabweichung muss aber nicht notwendigerweise auch »krank« bedeuten.

So werden Normwerte festgelegt: Bei 100 Menschen bezeichnet man 5 % der am weitesten vom Durchschnitt liegenden Werte als von der Norm abweichend, wobei 2,5 % nach oben und 2,5 % nach unten abweichen. Die übrigen 95 % werden als »normal« eingeschätzt.

Mit verschiedenen Labormethoden gemessene TSH-Werte sind nicht genau vergleichbar, da die Normalwerte je nach Hersteller unterschiedlich sind. Laborwertbestimmungen haben eine gewisse Ungenauigkeit. Messabweichungen von 10–12 % der gleichen Blutprobe bei zwei Messungen sind normal. Teilt man eine Blutprobe auf und misst den TSH-Wert mit verschiedenen Geräten unterschiedlicher Hersteller, sind Abweichungen von bis zu 40 % vom »wahren Wert« nach oben und nach unten keine Seltenheit.

Manche Labore geben einen sehr engen TSH-Bereich von 2,5 oder sogar nur 2,15 mU/l an. So kam es dazu: Anfang des

Welche TSH-Werte sind »normal«?

Die meisten Hersteller und wissenschaftlichen Untersucher haben einen Normalbereich für den TSH-Wert herausgefunden. Er liegt zwischen 0,3 mU/l im unteren und 4,2–4,5 mU/l im oberen Bereich.

neuen Jahrtausends hat eine amerikanische Labormedizinerin in Chicago eine Untersuchung durchgeführt, bei der sie die Versuchspersonen sehr genau untersucht hat. Es wurden Ultraschalluntersuchungen und verschiedenste Laboruntersuchungen durchgeführt. Immer wenn ein Wert oder eine Untersuchung nicht ganz normal ausfiel, wurde diese Person nicht mehr weiter untersucht. Schließlich waren nur noch die »Supergesunden« übrig. Bei diesen Menschen wurde dann der Normalbereich des TSH-Wertes ermittelt, wie es gerade beschrieben wurde. Bei diesen amerikanischen »Supergesunden« lag der obere TSH-Wert bei 2,5 mU/l. Die amerikanische Gesellschaft für Labormedizin hat diesen Normbereich dann für sich übernommen. Weil viele Laborhersteller entweder internationalen Konzernen gehören oder die Firmen ihre Produkte weltweit vermarkten, haben einige deutsche Großlabore diesen in den USA ermittelten oberen Grenzwert für das TSH übernommen.

Die mit den Patienten arbeitenden Arztgruppen in den USA, die Hormonspezialisten (Endokrinologen), haben aber bereits zum Zeitpunkt der Veröffentlichung der Untersuchung diesen Wert so nicht übernommen, sondern an deutlich höheren Grenzwerten festgehalten. Grund dafür ist, dass in einer »Normalbevölkerung« auch immer mal Menschen vorkommen, die eine kleine Laborwertveränderung oder einen Knoten an der Schilddrüse haben. Diese Menschen sollte man nicht ausschließen, wenn man »normal« definiert.

Der TSH-Wert ist immer auch abhängig von der Jodversorgung in einer Bevölkerung. Je besser die Jodversorgung, desto niedriger sind die TSH-Normalbereiche. Die deutschen Schilddrüsenexperten sind der Meinung, dass man die TSH-Werte aus Chicago nicht auf Deutschland übertragen darf, da unsere Jodversorgung wesentlich schlechter ist. Ein deutscher Wissenschaftler hat dann die amerikanische Untersuchung einmal in Deutschland kopiert und auch hier nur die »Supergesunden« untersucht. Bei dieser Untersuchung lag dann der obere Grenzbereich für den TSH-Wert bei 3,8 mU/l, also viel höher als in den USA.

Wenige Labore benutzen einen oberen TSH-Grenzwert von 2,15 mU/l. Dieser Wert entstammt den Daten einer größeren Untersuchung in der Bevölkerung Mecklenburg-Vorpommerns Anfang des Jahrtausends. Dieser etwas ungewöhnliche Befund bestätigte sich bei einer Verlaufsuntersuchung bei denselben Menschen einige Jahre später nicht mehr.

Allgemein gilt zurzeit in Deutschland ein TSH-Wert bis 4,0 mU/l auf jeden Fall als noch normal. Dies bestätigen die Leitlinien der großen deutschen und europäischen Fachgesellschaften.

Individueller TSH-Wohlfühlbereich Der TSH-Wert eines einzelnen Menschen kann zwar bei verschiedenen Messungen vom Vorwert abweichen. Misst man jedoch immer zur gleichen Tageszeit unter den gleichen Bedingungen, stellt man fest, dass ein Individuum immer recht ähnliche TSH-Werte aufweist. Nehmen wir an, der TSH-Normalbereich eines Labors liegt zwischen 0,3 und 4,2 mU/l. Dann gibt es gesunde Menschen, die mit ihrem TSH-Werten immer im eher niedrigen Bereich bei z. B. 0,8 mU/l liegen. Andere Menschen liegen mit ihrem TSH-Wert aber vielleicht eher immer bei 3,8 mU/l. Weder das eine noch das andere spiegelt eine Krankheit wider, sondern zeigt uns die Individualität der Menschen. Wie es große und kleine Menschen gibt, so gibt es Menschen mit höherem oder niedrigerem TSH-Wert. Dies ist wichtig zu wissen, wenn Patienten mit Schilddrüsenhormonpräparaten eingestellt werden. Bei einer Laborkontrolle kann der TSH-Wert im Normalbereich liegen und der Arzt sagt vielleicht: »Keine Sorge, es ist alles in Ordnung.« Trotzdem kann es sein, dass sich ein einzelner Mensch mit der verordneten Schilddrüsenhormondosis noch nicht wohlfühlt. So ist es möglich, dass sich die Person mit einem ursprünglichen TSH-Wert von 0,8 mU/l (vor der Krankheit) bei einem gemessenen TSH-Wert von 3,3 mU/l noch etwas müde und antriebsarm fühlt. Andererseits kann die Person mit einem Ursprungs-TSH von 3,8 mU/l sich bei einem gemessenen TSH-Wert von 1,0 mU/l bereits aufgedreht fühlen und Schlafprobleme bekommen. Noch einmal zu Erinnerung: Hohe TSH-Werte bedeuten weniger Schilddrüsenhormon im Blut, niedrige TSH-Werte gehen mit höheren TSH-Werten im Blut einher.

Kontrolle des TSH-Werts nach Therapieänderung Nach einer Therapieumstellung dauert es immer eine gewisse Zeit, bis sich ein neues hormonelles Gleichgewicht eingestellt hat und die Organe auf die veränderte Hormonzufuhr reagiert haben. Eine Kontrolle des TSH-Wertes ist frühestens 6–8 Wochen nach der Umstellung sinnvoll.

Was ist »TSH Basal« und »TSHb«? Der TSH-Wert wird von einigen Laboren als »TSH Basal« oder »TSHb« angegeben. Dies ist nichts anderes als der normale TSH-Wert. Zur Abklärung von sehr seltenen Störungen der Schilddrüsenfunktion und bei Erkrankungen der Hirnanhangsdrüse kann ein Hormontest gemacht werden, um die Hirnanhangsdrüse zur Produktion von TSH anzuregen (TRH-Test). Bei diesem Test wird zunächst der Basis-TSH-Wert (basal, der Ausgangswert) gemessen und dann nochmals 30 Minuten nach Gabe des Hormons TRH, sodass es zwei TSH-Werte gibt, nämlich den Basalwert und den 30-Minuten-Wert. Der TRH-Test hat zur Diagnose oder Therapieüberprüfung bei Hashimoto-Thyreoiditis keinen Nutzen.

Was kann den TSH-Wert beeinflussen? Der TSH-Wert kann durch unterschiedliche Einflüsse verändert werden. Dies sollte man bei der Messung berücksichtigen.

Die wichtigsten sind:

- Tageszeit und Jahreszeit
- Übergewicht
- Eisenmangel
- Lebensalter
- Medikamente
- Schwangerschaft

Tages- und Jahreszeit Der TSH-Wert ist abhängig von der Tages- und in geringem Maß auch von der Jahreszeit. Die höchsten TSH-Werte liegen bei Gesunden in den frühen Morgenstunden vor mit einem Maximum gegen 3 Uhr früh. Im Tagesverlauf sinken sie dann ab und sind gegen 15 Uhr am niedrigsten. Die tageszeitlichen Unterschiede können durchaus deutlich sein. In einer amerikanischen Untersuchung an 33 Freiwilligen zeigte sich nachmittags ein durchschnittlicher TSH-Wert von 1,4 mU/l. Dieser Wert stieg dann in der Nacht auf durchschnittlich 2,2 mU/l an. Diese wissenschaftliche Untersuchung macht deutlich, dass es bei einem Menschen durchaus unterschiedliche TSH-Werte geben kann, ganz abhängig von der Tageszeit, an der die Blutabnahme stattfindet.

Im Winterhalbjahr sind die TSH-Werte geringfügig höher als im Sommer. Dies fällt in gemäßigten Breiten kaum ins Gewicht. Deutlich wird dies, wenn die Temperaturschwankungen extrem stark werden. Bei Wissenschaftlern, die in der Antarktis arbeiten, wurden deutliche Unterschiede der TSH-Werte im Sommer und im Winter gemessen. Für Deutschland haben diese jahreszeitlichen Unterschiede keine wesentliche Bedeutung.

Übergewicht Mit steigendem Übergewicht steigen auch die TSH-Werte an. Sie können bei sehr starkem Übergewicht sogar über den Normalbereich für die Bevölkerung steigen. Eine Schilddrüsenerkrankung liegt diesen höheren TSH-Werten allerdings nicht zugrunde. Es ist eine natürliche Anpassung des Körpers an das gestiegene Körpergewicht und den damit insgesamt etwas höheren Bedarf an Schilddrüsenhormon. Wenn man abnimmt, sinkt der TSH-Wert auch wieder spontan ab. Eine Behandlung etwas höherer TSH-Werte allein wegen des Übergewichts ohne eine gleichzeitig vorhandene Schilddrüsenerkrankung ist nicht gerechtfertigt und auch nicht sinnvoll.

Eisenmangel Für die Produktion der Schilddrüsenhormone überaus wichtig ist das Enzym thyreoidale Peroxidase (TPO (Seite 22)). Ohne TPO können keine Schilddrüsenhormone hergestellt werden. Dieses Enzym enthält Eisen und nur bei einer ausreichenden Eisenversorgung im Blut kann es normal arbeiten. Bei einem Eisenmangel kann es daher zu einer verminderten Produktion von

Schilddrüsenhormon kommen und in der Folge steigt das Regulationshormon TSH an. Die Therapie besteht in solchen Fällen nicht in der Gabe von Schilddrüsenhormon, sondern in der Behandlung mit Eisen.

Eisen lässt sich zwar direkt im Blut messen, der Eisenwert ist aber nicht sehr zuverlässig, um festzustellen, ob die Eisenvorräte im Körper erschöpft sind. Viel besser hierzu geeignet ist der Ferritinwert. Ferritin ist das Speichereiweiß für Eisen; es gibt verlässlich Auskunft darüber, ob dem Körper Eisen fehlt. Nicht selten sind die Eisenwerte noch normal messbar, aber die Eisenvorräte sind längst erschöpft.

Geschlecht Zwischen den Geschlechtern gibt es nur minimale Unterschiede in der Höhe der durchschnittlichen TSH-Werte. Bei Männern sind die durchschnittlichen TSH-Werte in der Nacht und in den frühen Morgenstunden geringfügig höher als bei Frauen. Im Tagesverlauf sind die Durchschnittswerte dann nahezu gleich.

Lebensalter In größeren Lebensabschnitten verändert sich der Normalbereich für TSH. In den ersten Lebenstagen ist der TSH-Wert am höchsten. Er fällt dann in wenigen Tagen auf niedrigere Werte ab. Für jedes Lebensalter von Kindern gibt es eigene Normalbereiche. Diese Werte sind oft deutlich höher als bei Erwachsenen, besonders in der beginnenden Pubertät. Die bei Heranwachsenden gemessenen TSH-Werte müssen deshalb immer mit dem Normalbereich für Altersgleiche verglichen werden. Werden sie einfach mit dem Normalbereich von Erwachsenen verglichen (was in Einsendelabors nicht selten geschieht), sieht es oft so aus, als ob eine beginnende Schilddrüsenunterfunktion vorläge. Dies ist aber meist nicht der Fall.

Bis zum 60. Lebensjahr verändern sich die Normalbereiche für TSH im Erwachsenenalter kaum. In höherem Lebensalter werden die Normalbereiche für TSH dann deutlich höher. So sind zum Beispiel die TSH-Werte von 100-Jährigen deutlich höher als bei jüngeren Erwachsenen. Es scheint sogar so zu sein, dass etwas höhere TSH-Werte im Alter einen gewissen gesundheitlich schützenden Effekt haben. Alte Menschen werden daher wesentlich zurückhaltender mit Schilddrüsenhormon behandelt. Dies gilt auch für ältere Patienten mit Hashimoto-Thyreoiditis. Bei Patienten, die viele Jahre mit Schilddrüsenhormon behandelt wurden, kann sich der Bedarf im Alter reduzieren und die Ärzte passen die Schilddrüsenhormondosis dem Alter an.

Medikamente Einige Medikamente haben einen Einfluss auf die Höhe des TSH-Wertes. Kortisonpräparate können den TSH-Wert erniedrigen. Meist wird dies gesehen, wenn Patienten Kortisontabletten oder Kortisoninjektionen erhalten. Das großflächige Auftragen von kortisonhaltigen Cremes kann aber auch bereits zu TSH-Veränderungen führen. Das Herzmedikament Amiodaron kann den TSH-Wert sowohl erhöhen wie auch erniedrigen. Lithium, ein Medikament, das bei psychischen Erkrankungen eingesetzt wird, kann TSH ebenfalls erhöhen, da es die Freisetzung von Schilddrüsenhormon aus der Schilddrüse behindert und so zu niedrigen Schilddrüsenhormonwerten führt. In der Folge steigt zum Ausgleich der TSH-Wert. Das blutverflüssigende Medikament Heparin kann zu erniedrigten TSH-Werten führen. Besteht eine unklare Veränderung des TSH-Wertes, ist es auf jeden Fall sinnvoll, die Medikamentenliste eines Patienten abzugleichen.

Schwangerschaft In der Schwangerschaft verändern sich die TSH-Werte deutlich. Bei einer schilddrüsengesunden Frau kommt es in der 8.–12. Schwangerschaftswoche zu einem langsamen Absinken des TSH-Wertes. Dieses Absinken kann innerhalb des Normalbereichs liegen, es können jedoch auch deutlich erniedrigte Werte vorhanden sein. Die Ursache hierfür ist eine sehr starke Produktion des Schwangerschaftshormons humanes Choriongonadotropin, kurz hCG genannt. Dieses Hormon wird in der Plazenta (Mutterkuchen) gebildet. HCG ist dem TSH in seiner physikalisch-chemischen Struktur sehr ähnlich. Durch diese Ähnlichkeit kann das Hormon an der Schilddrüse in geringem Maße die gleichen Effekte wie TSH auslösen. In den meisten Fällen führt die leichte TSH-Verminderung zu keinen Beschwerden. Selten kann jedoch auch für kurze Zeit eine milde ausgeprägte Schilddrüsenüberfunktion auftreten mit zusätzlich erhöht messbaren Werten für freies T4 und selten auch freies T3. Bei Zwillingsschwangerschaften wird dies etwas häufiger gesehen, da ja die Plazenta größer ist. Nach der 12. Schwangerschaftswoche lässt dann im Verlauf der Schwangerschaft die Produktion von hCG etwas nach und es kommt spontan wieder zu höheren TSH-Werten. Ganz am Ende der Schwangerschaft steigen die TSH-Werte noch einmal geringfügig an (Seite 118).

Die Messung der freien Schilddrüsenhormone T4 und T3

Wenn eine Veränderung des TSH-Wertes als Basisuntersuchung der Schilddrüse auffällt, werden zusätzlich die freien Schilddrüsenhormone gemessen. Schilddrüsenhormone werden im Blut an spezielle Transporteiweiße, aber auch an andere Eiweiße gebunden. Diese Komplexe stellen einen guten Blutspeicher für das Schilddrüsenhormon dar. Früher waren die Labormethoden noch nicht so gut und es war einfacher, die Gesamtmenge der Schilddrüsenhormone zu messen, also auch die an Eiweiß gebundenen Hormone. Diese Methode führt aber zu Fehleinschätzungen der Schilddrüsenwerte, wenn die Eiweißmenge im Körper sich verändert. Heute ist es technisch möglich, die nicht an Eiweiß gebundenen, also die »freien« Hormone zu messen.

Das Verhältnis T4:T3 Bei den meisten gesunden Menschen liegen die beiden Schilddrüsenhormone T3 und T4 bei Laboruntersuchungen in weitgehend gleichem Verhältnis vor. Schwankungen sind dabei immer vorhanden. Unter der Behandlung mit T4 ist dies normalerweise auch der Fall. Bei einigen Patienten zeigen sich allerdings unter der Therapie mit T4 normale oder hoch normale T4-Werte mit niedrig normalen T3-Werten. In der Regel ist dies nicht Ausdruck einer Störung der Umwandlung von T4 in T3, sondern diese Laborwerte sind meistens durch technische Probleme bei der Labormessung erklärt.

Klagen Patienten mit dieser seltenen Laborkonstellation (hohes T4, niedriges T3) anhaltend über Zeichen einer unzureichenden Wirkung ihrer Schilddrüsenhormonbehandlung, kann in einigen Fällen die Behandlung mit einem T3-T4-Kombinationspräparat (Seite 86) oder die niedrig dosierte Zugabe von T3 die Beschwerden lindern.

Reverses T3 Reverses T3 (umgekehrtes T3) ist ein Umwandlungsprodukt von T4. Ein Jodatom liegt an einer anderen Stelle (umgekehrt) als beim normalen T3. Es hat keine eigene Wirkung. Bei Erkrankungen, die in der Regel so schwer sind, dass eine intensivmedizinische Behandlung notwendig ist, kann es zu einer Störung der Umwandlung von T4 in T3 kommen, sodass höhere Werte für das Reverse T3 gemessen werden. Es wird gelegentlich diskutiert, ob bei Menschen mit Hashimoto eine Störung der Umwandlung von T4 in T3 vorliegen könnte. Dies ist jedoch nie nachgewiesen worden. Die Bestimmung von Reversem T3 wird nur von wenigen Laboren angeboten. Eine Bestimmung im Rahmen der Therapiekontrolle bei Hashimoto ist nicht sinnvoll.

Erkrankungen, die Hashimoto begleiten können

Die Chance ist groß, dass Sie zu denjenigen Hashimoto-Patienten gehören, die nur diese eine Autoimmunerkrankung haben. Manchmal kommen jedoch weitere hinzu.

Die meisten Hashimoto-Patienten haben nur diese eine Autoimmunerkrankung und brauchen sich keine Sorgen zu machen, dass weitere hinzukommen. Bei einem kleinen Teil treten allerdings im Lauf des Lebens andere, zusätzliche Autoimmunerkrankungen auf. Diese begleitenden Erkrankungen heißen im Fachjargon assoziierte Erkrankungen. In manchen Fällen können es sogar mehr als zwei Autoimmunerkrankungen sein. Man spricht dann von einer polyglandulären (mehrere Drüsen betreffenden) Autoimmunerkrankung. Je häufiger mehrere Autoimmunerkrankungen bei einem Menschen in einer Familie vorkommen, desto häufiger muss bei einem Hashimoto-Patienten damit gerechnet werden, dass eine zweite Autoimmunerkrankung auftritt. Im Folgenden stelle ich ausführlich die wichtigsten Autoimmunkrankheiten vor, die mit Hashimoto vergesellschaftet sind.

Eher sehr selten gehen folgende Erkrankungen damit einher:

- Multiple Sklerose
- Primär biliäre Zirrhose
- Goodpasture-Syndrom
- Chronisch aktive Hepatitis
- Systemischer Lupus erythematodes
- Systemische Sklerose
- Juvenile chronische Arthritis
- Hypoparathyreoidismus (Nebenschilddrüsenunterfunktion)

Typ-A-Gastritis: schmerzlose Magenschleimhautentzündung

Vitamin B_{12} ist ein wichtiges Vitamin für die Blutbildung, für die Funktion des Nervensystems und für die Zellteilung. Unser Körper kann das Vitamin nicht selbst herstellen, sondern muss es über die Nahrung aufnehmen. Eine unzureichende Vitamin-B_{12}-Versorgung kann durch eine sehr einseitige Ernährung oder Mangelernährung entstehen. Da Vitamin B_{12} besonders im Fleisch und in Milchprodukten vorhanden ist, können insbesondere Veganer oder Vegetarier einen Mangel entwickeln.

Ein Vitamin-B_{12}-Mangel kann aber auch durch eine Autoimmunerkrankung einer bestimmten Zellart des Magens hervorgerufen werden. Die Belegzellen (Parietalzellen) des Magens bilden Salzsäure und einen Stoff (den sogenannten Intrinsic-Faktor), der das Vitamin B_{12} aus der Nahrung vor einer Zerstörung im Magen schützt. Dadurch kann das Vitamin später im Dünndarm erfolgreich in die Blutbahn aufgenommen werden. Patienten, die Antikörper (Eiweißabwehrstoffe) gegen die Parietalzellen produzieren, können durch den Funktionsverlust dieser Zellen einen Vitamin-B_{12}-Mangel erleiden. Ist der Mangel stark ausgeprägt und lange anhaltend, kommt es zu einer Blutarmut (Morbus Biermer).

Andere Zeichen des Vitamin-B_{12}-Mangels sind allgemeine Schwäche, depressive Verstimmungen und Konzentrationsstörungen. Diese Symptome sind auch typisch für eine Schilddrüsenunterfunktion. Deshalb sollte zuerst der TSH-Wert überprüft werden. Treten solche Symptome aber bei einem ansonsten gut mit Schilddrüsenhormon eingestellten Patienten mit Hashimoto-Thyreoiditis auf, sollte nach einem Vitamin-B_{12}-Mangel gefahndet werden.

Vitiligo – Weißfleckenerkrankung

Bei dieser Autoimmunerkrankung bemerken die Patienten, dass sich bestimmte Areale der Haut bei Sonneneinstrahlung nicht mehr braun verfärben. Die Krankheit wird durch eine Aktivierung des Immunsystems hervorgerufen, mit der Folge, dass diejenigen Hautzellen zerstört werden, die für die Braunverfärbung der Haut verantwortlich sind (Melanozyten). Die Vitiligo ist eigentlich harmlos, geht aber mit einem erhöhten Risiko für Hautkrebs einher, wenn Betroffene die befallenen Hautpartien nicht vor Sonnenlicht schützen. Das unregelmäßige Farberscheinungsbild der Haut kann natürlich psychisch stark belasten, besonders wenn Gesicht, Hände und Unterarme betroffen sind.

Patientenbericht

Friederike N. für Mathilda, 13 Jahre

» *Unsere Tochter hat sich im Laufe des elften Lebensjahres allmählich verändert. Sie wurde immer stiller. Das sei einfach die Pubertät, sagte der Kinderarzt. Pubertierende Kinder sprechen nicht und schlafen viel. Viel ja, aber bestimmt nicht den ganzen Tag.*

Der Kinderarzt stufte sie als organisch kerngesund ein und ein Facharzt für Früherkennung bescheinigte Mathilda den Verdacht auf ein Asperger-Syndrom (eine Form des Autismus, Anmerkung des Autors). Wir sollten Mathilda vielleicht in ein Orchester schicken, damit sie mit Menschen mit ähnlichen Interessen zusammen sei. Das funktionierte nicht, da Mathilda völlig teilnahmslos blieb und ihr alles zu viel war.

Also wieder zum Kinderarzt. Auch zwischenzeitlich waren wir dort gewesen wegen nächtlicher Schlafstörungen, wiederkehrenden Kopfschmerzen, Magen-Darm-Problemen und tagsüber großer Müdigkeit. Irgendwann hatten wir auch einen größer werdenden weißen Fleck auf Mathildas Haut entdeckt und sowohl Kinderarzt als auch Hautärztin vorgestellt. Mittlerweile waren fast 2 Jahre ohne eine für uns verständliche Diagnose um.

Mit den Schlagworten »Vitiligo«, so hatte der Kinderarzt den weißen Fleck genannt, »Teilnahmslosigkeit« und »schläft ständig« kann man die Diagnose Schilddrüsenunterfunktion, vermutlich Hashimoto, tatsächlich googeln.

Wir haben Mathilda dann wieder beim Kinderarzt vorgestellt mit der Bitte, Blut abzunehmen, um eine Schilddrüsenunterfunktion vielleicht doch auszuschließen. Er sagte mir, meine Tochter sei so schlank, eine Unterfunktion sei da eher ausgeschlossen. Ich wollte aber unbedingt Klarheit, weil ich mir völlig sicher war. Außerdem war Mathilda im Vorjahr 13 Zentimeter gewachsen (was einer akuten Überfunktion entsprach) (und einem pubertären Wachstumsschub, Anmerkung des Autors) und jetzt gerade mal einen Zentimeter im ganzen Jahr (das war dann die Unterfunktion).

Wahrscheinlich hätte ich mich vermessen, meinte der Arzt, oder es liege an der Pubertät. Trotzdem nahm er Blut ab und das Ergebnis war eindeutig: Eine massive Unterfunktion mit einem hohen Wert an Antikörpern brachte die Diagnose Hashimoto. Eine Ultraschalluntersuchung am nächsten Tag bestätigte dies noch einmal. Seitdem soll Mathilda als Therapie L-Thyroxin einnehmen und alle 3 Monate die Blutwerte kontrollieren lassen. «

Diabetes mellitus Typ 1: Zucker mit totalem Insulinmangel

Patienten mit Hashimoto-Thyreoiditis können sehr selten, aber etwas häufiger als die Normalbevölkerung eine autoimmun bedingte Form der Zuckerkrankheit, den Diabetes mellitus Typ 1, entwickeln. Der Diabetes Typ 1 entwickelt sich üblicherweise bereits in sehr jungem Lebensalter. Besonders Kinder und Jugendliche sind betroffen. Etwa 60 % aller Erkrankungen treten vor dem 16. Lebensjahr auf. Die Krankheit kann sich aber auch in späteren Lebensjahren noch entwickeln. Je älter jedoch ein Patient mit Hashimoto-Thyreoiditis ist, desto unwahrscheinlicher ist es, dass sich im Verlauf des Lebens noch ein Typ-1-Diabetes entwickelt. Hat eine Person allerdings schon einen Diabetes mellitus Typ 1, ist andererseits die Wahrscheinlichkeit, eine Hashimoto-Thyreoiditis zu bekommen, sehr hoch. Das Risiko für die Entwicklung einer Hashimoto-Thyreoiditis liegt dann bei etwa 40 %.

Der Diabetes Typ 1 führt zu einem vollständigen Verlust körpereigenen Insulins und die Betroffenen sind auf die tägliche Zufuhr von Insulin durch regelmäßiges Spritzen oder über eine Insulinpumpe angewiesen. Diese Erkrankung gehört damit zu den schwerwiegendsten und folgenreichsten Autoimmunerkrankungen, die mit der Hashimoto-Thyreoiditis vergesellschaftet sind.

Morbus Addison: Unterfunktion der Nebenniere

Die Nebenniere hat die Aufgabe, den Körper mit dem lebenswichtigen Homron Kortison zu versorgen. Die meisten Menschen kennen Kortison nur als Medikament, das bei vielen Erkrankungen (beispielsweise Allergien, Rheuma, Asthma usw.) sehr gut hilft, aber auch viele Nebenwirkungen hat. Die Nebenniere stellt dem Körper jedoch täglich Kortison zur Verfügung, das im ganzen Körper benötigt wird. Es reagiert auch als Stresshormon und steigt deutlich an, wenn ein höherer Bedarf besteht, wie bei fieberhaften Erkrankungen oder bei starken körperlichen oder seelischen Anstrengungen.

Hergestellt wird das körpereigene Kortison aus dem Grundbaustoff Cholesterin. Cholesterin ist also in bestimmten Mengen auch ein wichtiger Baustoff für den menschlichen Organismus und nur bei sehr stark erhöhten Werten hat es auch schädigende Wirkungen auf das Gefäßsystem. Wie bei der Hashimoto-Thyreoiditis kann die Funktion der Nebenniere durch die Bildung von Antikörpern gestört werden. Diese Antikörper lassen sich bei der frischen Erkrankung meist auch im Blut nachweisen.

Die Patienten zeigen fast immer ein typisches Erscheinungsbild: Sie sind sehr braun und sehen aus, als hätten sie sich wochenlang in südlicher Sonne gebräunt. Diese Bräunung wird hervorgerufen durch die Bildung des Hormons Melanocortin, das die Braunverfärbung der Haut in Gang setzt. Dieses Hormon wird gleichzeitig mit dem Hormon gebildet, das die Nebennierenfunktion antreibt (ACTH). ACTH hat bei der Nebenniere die gleiche Regelfunktion wie das TSH bei der Schilddrüse. Im Kortisonmangel steigt es an, im Kortisonüberschuss sinkt es ab. Da beim Morbus Addison die Nebenniere nicht mehr arbeitet, ist der ACTH-Wert stark erhöht und die Braunverfärbung der Haut wird durch das gleichzeitig gebildete Melanocortin angetrieben. Die Patienten beklagen einen starken Appetitverlust, Gewichtsabnahme, starke körperliche Leistungsschwäche, schnelle Erschöpfbarkeit bei kleineren körperlichen Tätigkeiten und manchmal Bauchschmerzen und Durchfall.

Wegweisend für die Diagnose ist die fast immer vorhandene starke Braunverfärbung der Haut (auch der Handinnenlinien). Daher kann der erfahrene Arzt die Patienten oft schon am Äußeren erkennen, wenn sie die typischen Symptome schildern. Die Therapie der Erkrankung besteht im Ersatz des körpereigenen Kortisons. Patienten, die eine Hashimoto-Erkrankung haben, entwickeln sehr selten einen Morbus Addison; umgekehrt bekommen die Hälfte der Patienten mit einem Morbus Addison auch eine Hashimoto-Thyreoiditis.

Zöliakie: Glutenunverträglichkeit

Zu den echten Autoimmunerkrankungen gehört auch die Zöliakie (andere Bezeichnung: einheimische Sprue). Diese Erkrankung führt zu einer Unverträglichkeit von bestimmten Getreideeiweißen (Gluten). Das Spektrum der Symptome ist breit. Beim Vollbild entzünden sich Teile des Dünndarms und es kommt zu Durchfällen, Bauchschmerzen und Blähungen, wenn man glutenhaltige Nahrungsmittel verzehrt hat. Die Patienten nehmen oft stark ab und können Vitaminmangelzustände entwickeln. Bei Kindern kommt es zu Gedeihstörungen und verspätet einsetzender Pubertät. Gelegentlich sind die Symptome aber auch eher unspezifisch mit Konzentrationsstörungen, Müdigkeit, Knochenschmerzen und Leistungsschwäche.

Patientenbericht

Susanne M., 37 Jahre

»*Ich bekam schon mit 12 Jahren die Diagnose »Hashimoto-Thyreoiditis«. Mir ging es eigentlich ganz gut, aber im Blut wurde eine deutliche Unterfunktion der Schilddrüse festgestellt. Seither muss ich jeden Tag Schilddrüsenhormone einnehmen.*

Mittlerweise bin ich 37 Jahre alt. Vor 2 Jahren fingen Beschwerden an, die immer schlimmer wurden. Ich wurde immer müder und war schnell erschöpft. Ich musste mich nach kleinen Arbeiten immer wieder hinlegen, um mich zu erholen. Der Hausarzt fand keine Auffälligkeiten bei meinen Blutwerten, nur der Blutdruck war ziemlich niedrig. Es ging mir immer schlechter. Jetzt kamen auch noch wiederkehrende Bauchschmerzen dazu. Es wurden alle möglichen Untersuchungen gemacht, eine Ultraschalluntersuchung des Bauchraumes, eine Magen- und Darmspiegelung, aber man fand nichts. Danach war ich fast eine Woche so matt und erschöpft, dass ich fast nichts machen konnte und den ganzen Tag im Bett lag. Weil der TSH-Wert etwas über dem Normalbereich lag, wurde das Schilddrüsenhormon gesteigert. Das half aber nichts. Meine Gynäkologin meinte, dass ich vielleicht eine Depression hätte. Und weil meine Haut immer brauner wurde, sagten die meisten Leute, ich sähe doch ganz gesund aus. Als ich eine Magen-Darm-Grippe bekam, wurde ich so schwer krank, dass ich beim Gang zur Toilette kollabierte und nicht mehr allein aufstehen konnte.

Ich musste mit dem Krankenwagen in die Klinik gebracht werden. Dort bekam ich Infusionen. Dem Arzt fiel meine extrem braune Hautfarbe auf und er diagnostizierte eine Unterfunktion der Nebennieren: Morbus Addison. Ich bekam sofort Kortison gespritzt und bereits am nächsten Tag ging es mir so gut wie schon lange nicht. Mein Appetit und meine Kräfte kehrten in wenigen Tagen zurück. Seither muss ich neben dem Schilddrüsenhormon auch noch Hydrokortison einnehmen, das den Ausfall der Nebenniere ersetzt. Seither geht es mir wieder gut. «

Das Klebereiweiß Gluten ist enthalten in Weizen, Dinkel, Roggen, Gerste und Hafer. Die Immunreaktion wird hervorgerufen durch die Bildung von Antikörpern gegen das gewebespezifische Enzym Transglutaminase und gegen Endomysium (Zellbestandteil). Diese Eiweiße kommen im Dünndarm vor und sind an der Verarbeitung von Getreideeiweißen beteiligt. Auch gegen Gliadin (eine Unterform des Glutens) können Antikörper gebildet werden. Beide Antikörper können im Blut nachgewiesen werden. Sie gehören der Klasse der Immunglobuline IgA an. Ein angeborener Mangel an Immunglobulin A kann die Diagnose verschleiern. Bestehen Symptome und die Transglutaminase-Antikörper sind unauffällig, sollte der Arzt also auch prüfen, ob eventuell ein Immunglobulin-A-Mangel besteht.

Diagnose Die Veränderungen an der Dünndarmschleimhaut lassen sich durch eine Gewebeprobe im Rahmen einer Spiegelung von Magen und oberem Dünndarm nachweisen. Wenn der Patient eine glutenfreie Diät einhält, bilden sich die entzündlichen Veränderungen wieder zurück. Bestehen Zweifel an der Diagnose einer Zöliakie, können bestimmte Erbmerkmale in den Genen des Betroffenen nachgewiesen werden. Sind diese nicht vorhanden, ist eine Zöliakie mit über 99-prozentiger Sicherheit ausgeschlossen.

Wie bei der Hashimoto-Thyreoiditis gibt es Menschen, die die für eine Zöliakie-Erkrankung typischen Antikörper haben, jedoch nicht erkranken. Das Spektrum der Beschwerdesymptomatik reicht vom Vollbild der Erkrankung bis hin zu einer nur geringen Empfindlichkeit gegen glutenhaltige Nahrungsmittel.

Weizenallergie und Weizensensitivität

Weizenallergie Anders als die Zöliakie ist die Weizenunverträglichkeit keine Autoimmunkrankheit, sondern eine allergische Reaktion, die eher vergleichbar ist mit einer Allergie gegen Gräser, Pollen und Tierhaare. Es kommt bei den Patienten zu Juckreiz, Schwellungen und Kratzen in Nase, Augen, Mund und Rachen. Hautjucken und Luftnot (Asthma) können hinzutreten ebenso wie Beschwerden des Magen-Darm-Trakts. Bei Übelkeit, Blähungen, Bauchschmerzen und Durchfällen kann es schwierig sein, die Beschwerden von der Zöliakie zu unterscheiden. Blutuntersuchungen und Gewebeproben können die beiden Störungen aber voneinander abgrenzen.

Patientenbericht

Iris T., 32 Jahre

» *Seit 2 Jahren ging es mir nicht gut. Ich hatte immer wieder Kopfschmerzen, Bauchschmerzen und Übelkeit. Manchmal war mein Bauch stark gespannt und von Luft gebläht. Oft war ich sehr müde und erschöpft. Weil ich seit 11 Jahren eine Hashimoto-Thyreoiditis habe, wurde vom Hausarzt mehrmals die Schilddrüsenhormondosis geändert, weil manche Symptome mehr zu einer Unterfunktion und manche Symptome mehr zu einer Überfunktion passten. Alles half aber nichts. Es ging mir immer schlechter und ich habe 8 Kilo abgenommen. Als ich zusätzlich Muskelkrämpfe, einen starken Haarausfall und brüchige Fingernägel bekam, stellte der Hausarzt einen erniedrigten Wert für Kalzium und Vitamin D im Blut fest. Über mehrere Wochen habe ich dann Kalzium in Form von Brausetabletten und täglich Vitamin-D-Tabletten eingenommen. Die Muskelkrämpfe wurden zwar etwas besser, aber ich nahm weiter ab und die Durchfälle traten jetzt fast nach jedem Essen auf.*

Bei einer Magen- und Darmspiegelung waren dem Arzt Veränderungen im Zwölffingerdarm aufgefallen und er hat Gewebeproben gemacht. Das Ergebnis: klassische Zöliakie, also eine Gluten-Unverträglichkeit. Ich bin dann zu einer Ernährungsberatung gegangen und ernähre mich seither glutenfrei. Die Durchfälle waren bereits nach wenigen Tagen ganz verschwunden und ich habe wieder langsam an Körpergewicht zugenommen. Die Müdigkeit und die Kopfschmerzen sind auch ganz verschwunden und es geht mir wieder gut.

Die Umstellung der Ernährung war jedoch nicht ganz einfach, weil ich erst mal lernen musste, in welchen Lebensmitteln überall Gluten vorkommt. Zu Hause komme ich jetzt sehr gut klar. Schwieriger ist es, wenn ich auswärts essen will, da man sich in vielen Restaurants noch nicht gut damit auskennt. Da erlebe ich dann manchmal eine Überraschung mit Bauchschmerzen und Durchfall. Ach ja, auch meine Kalzium- und Vitamin-D-Werte haben sich durch die Diät normalisiert. «

Weizensensitivität Neuere Untersuchungen zeigen, dass möglicherweise weitere Bestandteile von Weizen bei einigen Menschen Beschwerden verursachen. Diese Störung der Gesundheit ist bisher noch nicht gut erforscht und man hilft sich bei der Bezeichnung mit dem sperrigen Begriff einer »Nicht-Zöliakie-Nicht-Weizenallergie-Weizensensitivität«. Auf Deutsch: einer Weizenempfindlichkeit. Es wird vermutet, dass bestimmte natürlich vorkommende Kohlenhydrate, die im Darm nicht aufgenommen werden können, das angeborene Immunsystem aktivieren. Die entstehenden Beschwerden können wiederum zu Magen-Darm-Problemen wie bei der Zöliakie führen, andererseits wurden auch Allgemeinsymptome wie Müdigkeit, Konzentrationsstörungen, Muskel- und Skelettschmerzen sowie Kopfschmerzen mit dieser Störung in Zusammenhang gebracht.

Alopezia areata: kreisrunder Haarausfall

Eine sehr seltene mit der Hashimoto-Thyreoiditis vergesellschaftete Störung ist der kreisrunde Haarausfall, der nur in bestimmten Arealen auftritt. Bei dieser Form des Haarausfalls sind die Ränder der betroffenen Haarregionen immer sehr scharf begrenzt und oft rundlich, was der Störung ihren Namen gegeben hat. Meist ist das Kopfhaar betroffen, es können jedoch auch andere behaarte Stellen des Körpers wie die Augenbrauen befallen sein. Die genauen Krankheitsursachen sind bisher wenig bekannt. Man geht davon aus, dass auch hier eine Störung des Autoimmunsystems für die Erkrankung verantwortlich ist. Die Haarfollikel, aus denen die Haare entstehen, bleiben erhalten, sodass die Haare auch wieder nachwachsen können.

Eine ursächliche Behandlung dieser Art des Haarausfalls ist nicht bekannt. Liegt gleichzeitig eine Hashimoto-Thyreoiditis vor, sollten natürlich die Schilddrüsenhormonwerte gut eingestellt sein, da sowohl die Über- wie auch die Unterfunktion der Schilddrüse einen Haarausfall begünstigen kann.

Alopezia areata totalis: vollständiger Körperhaarausfall

Nur ganz wenige Menschen entwickeln das Vollbild eines kreisrunden Haarausfalls, den vollständigen Ausfall sämtlicher Körperhaare. Patienten mit Hashimoto-Thyreoiditis brauchen dies nicht zu fürchten. Diese Erkrankung ist eine absolute Rarität. Patienten mit einem vollständigen Körperhaarausfall haben allerdings auch häufiger eine Hashimoto-Thyreoiditis. Der Haarverlust tritt meist sehr plötzlich und schnell auf und trifft sämtliche Körperhaare (Kopf-, Bart-, Augenbrauen-, Wimpern-, Achsel-, Scham- und die allgemeine Körperbehaarung). Für die Betroffenen ist das ein sehr einschneidendes und psychisch belastendes Ereignis.

Eine wirklich effektive Behandlung gibt es nicht. Gelegentlich kann eine hoch dosierte Kortisonbehandlung den Krankheitsverlauf verzögern, aber meist nicht verhindern. Auch einige berühmte Menschen haben oder hatten einen vollständigen Verlust ihrer Körperbehaarung. Meist sind dies Männer, doch auch Frauen sind betroffen. Durch das Tragen von Perücken, geschicktes Schminken oder Tätowierungen lässt sich der Haarausfall kaschieren.

Prämature Menopause: vorzeitiger Eintritt der Wechseljahre

Bleibt die Regelblutung bei der Frau vor dem 45. Lebensjahr dauerhaft aus, spricht man von einem vorzeitigen Eintritt der Wechseljahre oder fachsprachlich der prämaturen Menopause oder vorzeitiger Ovarialinsuffizienz. Sehr selten kann es dazu durch eine Immunreaktion des weiblichen Körpers gegen das Eierstockgewebe kommen. Neben einer Autoimmunstörung können natürlich auch andere Ursachen vorliegen. Im Blut lassen sich bei autoimmun bedingter Störung Antikörper gegen Eierstockgewebe nachweisen. Die Eierstöcke verlieren ihre Funktion zur Produktion von Östrogenen, sodass die betroffenen Frauen unter typischen Wechseljahrsbeschwerden wie Hitzewallungen und Schlaflosigkeit leiden können. Gleichzeitig werden die Frauen unfruchtbar. Meist tritt dieser vorzeitige Wechseljahrsbeginn mit Ende dreißig auf, sodass viele Frauen schon Kinder geboren haben. Die Symptome des Östrogenmangels lassen sich medikamentös meist gut beheben.

Myasthenia gravis: schwere Muskelschwäche

Zu den Erkrankungen, die ganz selten gemeinsam mit der Hashimoto-Thyreoiditis auftreten, zählt auch die Myasthenia gravis. Bei dieser Erkrankung bildet der Körper Antikörper gegen einen Bestandteil von Muskelzellen, der für die Aktivierung der Muskelzellen verantwortlich ist. Die Antikörper führen zu einer Blockierung der Muskelfunktion und es kommt zu Muskellähmungen. Diese Erkrankung ist medikamentös behandelbar.

Rheumaerkrankungen

Rheumaerkrankungen treten sehr selten zusammen mit der Hashimoto-Thyreoiditis auf. Die Kombination von Erkrankungen wird bei Hashimoto-Patienten aber etwas häufiger beobachtet als in der Allgemeinbevölkerung. Bei etwa 2 % der Patienten mit der klassischen Form des Gelenkrheumas (rheumatoide Arthritis) tritt ebenfalls eine Hashimoto-Erkrankung auf. Etwas häufiger findet sich das Syndrom der zu trockenen Schleimhäute (Sjögren-Syndrom) und die Gelenkentzündungen bei Betroffenen mit Schuppenflechte (Psoriasis). Bei älteren Menschen, meist deutlich über siebzig, kann es zu einem schmerzhaften Weichteilrheuma kommen (Polymyalgia rheumatica). Etwa 1 % der Hashimoto-Patienten muss in höherem Lebensalter damit rechnen, eine solche Störung zu entwickeln.

Entzündliche Darmerkrankungen

Entzündliche Erkrankungen des Magen-Darm-Traktes und der Leber können ebenfalls bei Menschen mit Hashimoto-Thyreoiditis etwas häufiger auftreten als in der Normalbevölkerung. Dazu zählen der Morbus Crohn und die Colitis ulcerosa als entzündliche Darmerkrankungen und die autoimmune entzündliche Verengung der Gallenwege (primär sklerosierende Cholangitis).

Kombinationen mehrerer Autoimmunerkrankungen

Die häufigsten Kombinationen von drei verschiedenen Autoimmunerkrankungen bei einem Patienten sind das Auftreten von Hashimoto-Thyreoiditis, autoimmuner Magenschleimhautentzündung

3 Typen von Mehrdrüsenerkrankungen

Polyglanduläres Autoimmunsyndrom Typ 1

- Unterfunktion der Nebenschilddrüsen
- Pilzinfektion von Haut und Schleimhäuten
- Unterfunktion der Nebenniere
- Diabetes mellitus Typ 1
- selten Hashimoto-Thyreoiditis oder Morbus Basedow

Polyglanduläres Autoimmunsyndrom Typ 2

- Hashimoto-Thyreoiditis oder Morbus Basedow
- Unterfunktion der Nebenniere (Morbus Addison)
- Diabetes mellitus Typ 1

Polyglanduläres Autoimmunsyndrom Typ 3

- Hashimoto-Thyreoiditis oder Morbus Basedow
- Diabetes mellitus Typ 1
- Autoimmune Nierenerkrankung
- Autoimmune Verminderung der Blutplättchen (Idiopathische thrombozytopenische Purpura)
- Autoimmune Muskelschwäche (Myasthenia gravis)
- Rheumaerkrankungen (Lupus erythematodes)

mit Vitamin-B_{12}-Mangel und Vitiligo. Etwa 1 % aller Hashimoto-Patienten ist hiervon betroffen. Andere Mehrfachkombinationen sind seltener. Da einige Autoimmunerkrankungen in bestimmten Kombinationen zusammen auftreten können, wurden sie zu Krankheitsgruppen zusammengefasst und als Mehrdrüsenerkrankungen (fachsprachlich: polyglanduläres Autoimmunsyndrom) bezeichnet, die eine jeweils eigene Bezeichnung haben. Insgesamt werden drei verschiedene Kombinationen unterschieden (siehe Kasten).

Zwei bestimmte Kombinationen von Autoimmunerkrankungen werden in Deutschland nach den ersten Beschreibern benannt: das Schmidt-Syndrom und das Schmidt-Carpenter-Syndrom. Einige Ärzte benutzen diese Krankheitsbezeichnungen als Diagnose in ihren Arztbriefen.

Schmidt-Syndrom
Die Kombination von Hashimoto-Thyreoiditis mit der Unterfunktion der Nebenniere (Morbus Addison) ist nach dem Pathologen Martin Benno Schmidt benannt.

Schmidt-Carpenter-Syndrom
Unter diesem Begriff werden das gleichzeitige Auftreten von Unterfunktion der Nebenniere, Diabetes mellitus Typ 1 und Hashimoto-Thyreoiditis zusammengefasst.

Down-Syndrom – Trisomie 21
Das angeborene Down-Syndrom (Seite 11) ist eine Störung des Erbmaterials, bei der das Chromosom 21 dreifach (statt zweifach) vorhanden ist. Dies kann zu Einschränkungen der kognitiven Fähigkeiten, aber auch zu organischen Veränderungen führen. Menschen mit Down-Syndrom leiden etwas häufiger an der Hashimoto-Thyreoiditis als andere Menschen. Bei der medizinischen Betreuung von Menschen mit Down-Syndrom sollte also immer an die Möglichkeit dieser Erkrankung gedacht werden. Neue Symptome oder ein Entwicklungsstopp könnten also auch auf eine Unterfunktion der Schilddrüse zurückzuführen sein.

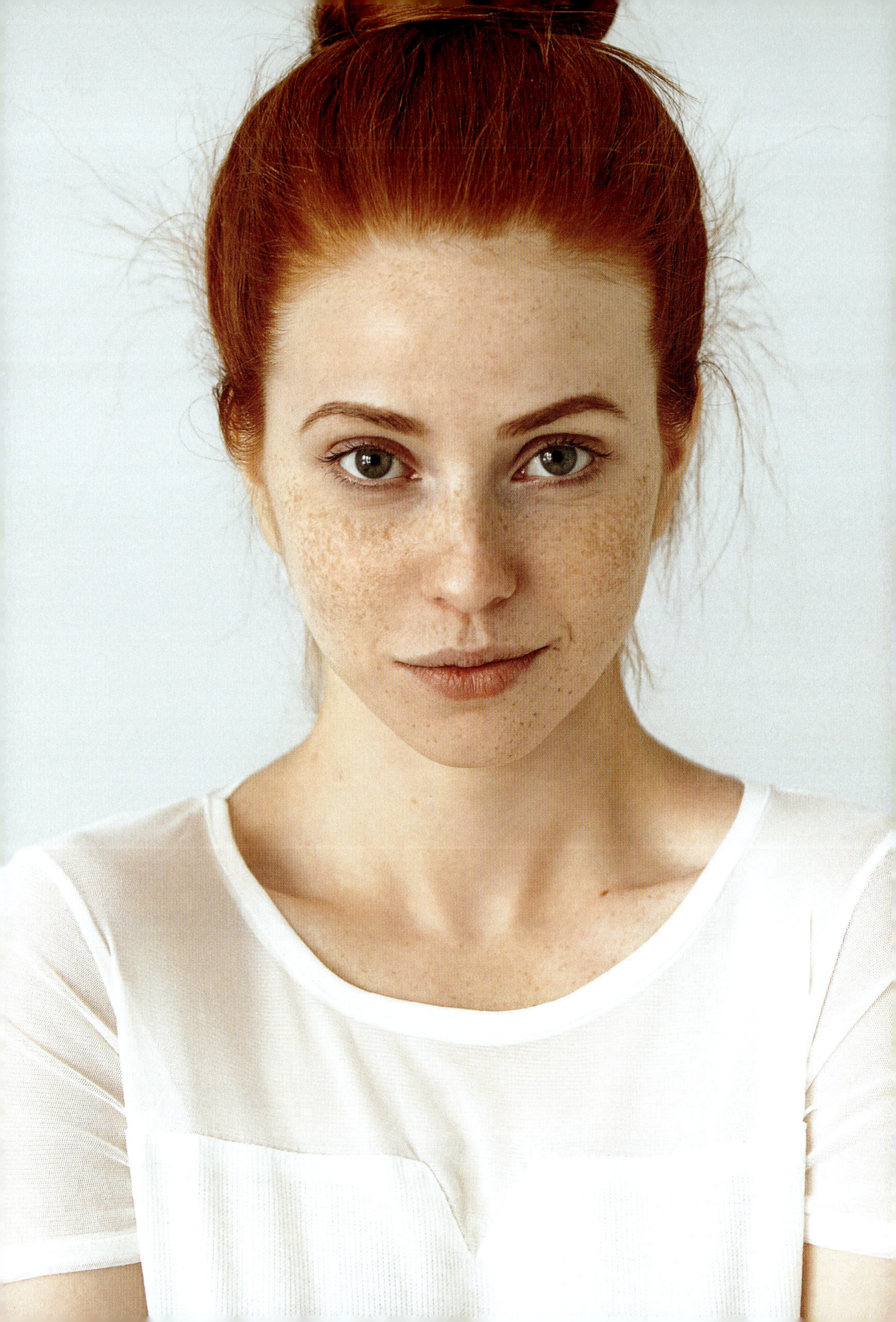

Die richtige Therapie bei Hashimoto

Die Therapie der Wahl: Medikamente

Heilbar ist Hashimoto zwar nicht, aber in den meisten Fällen können die Beschwerden sehr gut mit Medikamenten behandelt werden.

Eine Unterfunktion wird in der Regel durch die Gabe von Levothyroxin behandelt, von vielen kurz Thyroxin oder T4 genannt. Es handelt sich also um eine rein symptomatische Behandlung, die den Hormonmangel aufgrund der Hashimoto-Thyreoiditis bekämpft. Die Ursache – die durch Antikörper bedingte Zerstörung der Schilddrüse – kann hierdurch allerdings nicht bekämpft werden.

Thyroxinpräparate bei Schilddrüsenunterfunktion

Bei der Ersteinstellung mit Schilddrüsenhormonen hängt die Höhe der Hormongabe von dem Ausmaß der Schilddrüsenunterfunktion ab. Bei einer sehr starken Unterfunktion mit deutlich erhöhten TSH-Werten (> 20 mU/l) und bereits eingetretener Verminderung der Werte für freies T3 und freies T4 wird meist in einer Dosis von 50–75 Mikrogramm L-Thyroxin begonnen. Dies ist besonders bei jungen Menschen gefahrlos möglich. Bei alten Menschen, vor allem aber bei Personen mit Herzerkrankungen, muss der Therapiebeginn sehr vorsichtig mit niedrigen Dosissteigerungen um 25 Mikrogramm erfolgen. Eine zu hohe Dosis kann bei diesen Patienten sonst zu Herzrhythmusstörungen oder einer Minderdurchblutung des Herzmuskels führen. Das Herz muss sich erst wieder langsam an die normalen Schilddrüsenhormonkonzentrationen gewöhnen.

Liegen nur geringe Laborabweichungen vor, bewegt sich die Startdosis meist zwischen 25 und 50 Mikrogramm L-Thyroxin. Natürlich spielt auch das Körpergewicht bei der Wahl der Dosis eine Rolle. Eine sehr schlanke Person erhält eine geringere Startdosis des Schilddrüsenhormons als ein stark übergewichtiger Mensch.

Die Tablette muss nur einmal am Tag eingenommen werden, und zwar möglichst morgens 20–30 Minuten vor dem Frühstück zusammen mit Wasser, um die gute Aufnahme des Hormons im Magen-Darm-Trakt zu ermöglichen. Bei der Weiterverschreibung der Tabletten sollte der Arzt darauf achten, dass das Präparat von derselben Herstellerfirma stammt, da es durchaus Unterschiede in der Verfügbarkeit der Hormondosis zwischen den verschiedenen Herstellern gibt. Bei einem Wechsel der Präparate kann es sonst manchmal notwendig werden, erneut eine Feineinstellung der Hormondosis durchzuführen. Der Arzt sollte bei der Einstellung der Therapie mit Schilddrüsenhormonpräparaten also immer auf die Beschwerden des Patienten hören und überlegen, ob eine Dosisanpassung eine Verbesserung erzielen kann. Die Anpassungsschritte sollten klein sein, wenn sich die TSH-Werte im Normalbereich bewegen. Die L-Thyroxin-Dosis kann dann in Schritten von 12,5–25 Mikrogramm verändert werden.

Flüssiges Thyroxin

Für sehr kleine Kinder und für Menschen, die keine Tabletten schlucken können, gibt es auch flüssige Schilddrüsenhormonpräparate, die die Einnahme der notwendigen Hormondosis erleichtern. Im Einzelfall kann es auch einmal sinnvoll sein, eine bestimmte Dosis des Schilddrüsenhormonpräparates in Tablettenform mit einer geringen Dosis des flüssigen Präparates zu kombinieren, falls es nur dadurch möglich ist, eine gute Hormoneinstellung zu erreichen. Das flüssige Schilddrüsenhormonpräparat ist allerdings nur im Kühlschrank haltbar und muss dann binnen 8 Wochen nach Anbruch der Packung verwendet werden. Problematisch bei der kurzen Haltbarkeit ist, dass bei niedrigen Dosierungen nach 8 Wochen noch sehr viel von dem hochpreisigen Arzneimittel übrig ist – es ist ungefähr 15-mal so teuer wie das gleiche Tablettenpräparat der Herstellerfirma.

Intravenöses Thyroxin

Natürlich können auch bewusstlose Menschen mit Thyroxin versorgt werden. In solchen Situationen stehen Präparate zu Verfügung, die in die Vene gespritzt werden können. Dies ist häufig bei Patienten mit einer Schilddrüsenunterfunktion notwendig, die auf einer Intensivstation betreut werden.

Kombinationspräparate und zusätzliche T3-Gaben

Fast alle Menschen, die Schilddrüsenhormone zur Therapie einer Unterfunktion der Schilddrüse einnehmen, kommen mit der Behandlung mit Thyroxin gut zurecht. Nur in seltenen Fällen gelingt es nicht, die Beschwerden der Unterfunktion völlig zu beseitigen. Man kann dann versuchen, zusätzlich T3 zu geben. Einige, aber nicht alle Patienten fühlen sich mit dieser Therapie besser. Ein Grund hierfür könnte ein gering veränderter Stoffwechsel in der Umwandlung von T4 in T3 sei. Diese Umwandlung geschieht durch besondere Eiweiße (Dejodasen). Bei einigen Menschen konnten minimale Abweichungen im Erbmaterial nachgewiesen werden, die zu leicht veränderten und schlechter funktionsfähigen Dejodasen führen. Vermutlich haben genau die Menschen, bei denen die Behandlung mit T3 zu Verbesserungen führt, eine solche genetisch bedingte Funktionseinbuße der Umwandlung von T4 in T3. Eine Überprüfung des Genmaterials auf solche angeborenen Veränderungen ist sehr teuer und derzeit nicht Bestandteil normaler Laboruntersuchungen. Vielleicht helfen solche Untersuchungen in der Zukunft, von vorneherein festzustellen, welche Menschen von einer kombinierten Behandlung mit T3 und T4 profitieren. Bis es so weit ist, bleibt leider nur die Möglichkeit, den Therapieeffekt bei den Patienten zu überprüfen, indem man die T3-Gabe einfach ausprobiert.

Kombinationspräparate mit T4 und T3 Es stehen in Deutschland nur zwei Präparate mit einer Kombination von T4 und T3 zur Verfügung. Das eine Medikament enthält T4 und T3 im Verhältnis 5:1 und ist in zwei Wirkstärken erhältlich, mit 100 bzw. 75 Mikrogramm T4 und 20 bzw. 15 Mikrogramm T3. Das andere Präparat enthält T4 und T3 im Verhältnis 10:1.

Die Schilddrüse stellt allerdings T4 und T3 im Verhältnis von etwa 14:1 her. Die in der Apotheke erhältlichen Kombinationspräparate haben also einen viel zu hohen T3-Anteil. Das Präparat mit dem Verhältnis T4 zu T3 von 10:1 kommt der Natur am nächsten. Ein weiterer Nachteil der fertigen Kombinationspräparate ist, dass T3 viel schneller verstoffwechselt wird als T4 und bereits nach einigen Stunden verbraucht ist.

Während T4 über eine Wirkung verfügt, die einen ganzen Tag abdeckt, müsste T3 eigentlich in wenigstens zwei Tagesdosierungen gegeben werden.

Reines T3-Präparat Es gibt in Deutschland nur ein Präparat, das ausschließlich T3 enthält. Es ist in den Wirkungsstärken 20 und 100 Mikrogramm erhältlich.
Der Nachteil der Behandlung mit reinen T3-Präparaten ist die kurze Wirkungsdauer dieses Hormons, sodass die Tablette zwei- bis dreimal pro Tag eingenommen werden muss. Etwa 50 Mikrogramm T3 sind durchschnittlich notwendig, um den Schilddrüsenhormonstoffwechsel so einzustellen, dass das Regelhormon TSH im Normalbereich liegt. Die Behandlung mit einem reinen T3-Präparat ist die absolute Ausnahme in der Behandlung einer Schilddrüsenunterfunktion. Sie wird fast ausschließlich bei Patienten durchgeführt, die Allergien gegen Inhaltsstoffe von T4 Tabletten haben.

Zugabe eines T3-Präparats Eine Zugabe von T3 in niedriger Dosis zur Therapie mit T4 ist dann sinnvoll, wenn eine gute Einstellung mit einem reinen T4-Präparat nicht gelingt. Hierzu können Kombinationspräparate verwendet werden oder das reine T3-Präparat in niedriger Dosis. Dosierungen von 5–10 Mikrogramm T3 sind meist ausreichend, wenn das natürliche Verhältnis von T3 zu T4 nachgeahmt werden soll. Leider ist die kleinste erhältliche Tablettendosis mit 20 Mikrogramm schon zu hoch bemessen, sodass die Tablette geteilt werden muss.

Die Behandlung mit T4-Präparaten wird in den Leitlinien der Fachgesellschaften als die Regelversorgung angesehen. Sowohl die Behandlung mit reinem T3 wie auch die Therapie mit Kombinationspräparaten ist als Ausnahme anzusehen und immer eine Individualentscheidung.

Bei der Therapieüberprüfung unter der Einnahme von T3 Präparaten zeigen sich bei den Laborwerten oft über dem Normalbereich liegende T3-Werte bei normalem T4- und TSH-Wert. Dies ist tolerabel und zeigt keine zu hohe Gesamtversorgung mit Schilddrüsenhormon an.

Was bringen alternative Therapien?

Thyroxin ist das Mittel der Wahl bei Hashimoto-Thyreoiditis. Trotzdem werden zuweilen auch andere Therapieformen empfohlen, doch nicht alles ist sinnvoll.

Wolfsfußkraut: pflanzlich, aber ungeeignet

Das Wolfsfußkraut oder auch Wolfstrappkraut hat Wirkungen auf verschiedene Hormonsysteme. Die Ähnlichkeit seiner Blätterform mit einer Wolfspfote hat der Pflanze ihren Namen gegeben. Pulver oder Extrakte aus dieser Pflanze haben eine leicht hemmende Wirkung auf die Produktion von Schilddrüsenhormon. Die Wirkung auf den einzelnen Menschen ist schwer vorhersehbar und meist nur sehr gering ausgeprägt. Bei einer echten Überfunktion der Schilddrüse ist Wolfsfußkraut nicht ausreichend.

Für Menschen mit Hashimoto-Thyreoiditis kommt es ohnehin nicht infrage, da die seltene Überfunktion zu Beginn der Erkrankung ja durch eine vermehrte Freisetzung von Hormon und nicht durch eine vermehrte Hormonproduktion verursacht ist. Ein Nachteil von Wolfsfußkraut ist auch die gleichzeitige Wirkung auf andere Hormonsysteme. Die Sexualhormonfunktion wie auch die Produktion des Stillhormons Prolaktin wird beeinflusst. In Schwangerschaft und Stillzeit sollte das pflanzliche Medikament also nicht eingesetzt werden.

Homöopathische Medikamente: zumindest nicht schädlich

Die Homöopathie ist eine alternativmedizinische Heilmethode, die fast ausschließlich im deutschen Sprachraum verbreitet ist. Weltweit wird sie kaum angewendet. Ihr liegt die Idee zugrunde, dass Stoffe, die ähnliche Beschwerden wie die Krankheit selbst auslösen, in ganz niedriger Dosis zur Heilung beitragen. Der Begründer dieser Heilslehre, Samuel Hahnemann, hat dieses Ähnlichkeitsprinzip so beschrieben: »similia similibus curentur« (»Ähnliches möge durch Ähnliches geheilt werden«). Da die eingesetzten Stoffe selbst sehr giftig sein können, werden in der Homöopathie extrem starke Verdünnungen dieser Stoffe eingesetzt, sodass kein Nachweis der Substanz in der Verdünnung mehr möglich ist. Hahnemann formuliert dies so, dass eine »im innern Wesen der Arzneien verborgene, geistartige Kraft« vorhanden ist, die auf die Verdünnung übertragen werde.

Manche Menschen, die homöopathisch behandelt werden, berichten, dass ihnen die Behandlung guttue. Wissenschaftliche Untersuchungen können meist keinen über den sogenannten Plazeboeffekt hinausgehende Wirkung nachweisen. Vermutlich trägt die sehr enge Bindung zwischen den Patienten und ihren Homöopathen, die sich besonders bei der Erhebung der Vorgeschichte viel Zeit lassen, zur Heilung bei.

Eine Behandlung der Schilddrüsenunterfunktion bei der Hashimoto-Thyreoiditis durch homöopathische Medikamente ist nicht möglich. Gegen eine begleitende homöopathische Behandlung bestehen jedoch keine medizinischen Einwände.

Tierische Schilddrüsenhormonpräparate

Bevor es möglich war, Schilddrüsenhormone herzustellen, war die einzige Möglichkeit der Behandlung der Schilddrüsenunterfunktion der Konsum von tierischen Schilddrüsenprodukten.

Auch heute gibt es noch Präparate, die Schilddrüsenhormonextrakte aus getrockneten Schweineschilddrüsen enthalten. Mit diesen Medikamenten kann eine Schilddrüsenunterfunktion behandelt werden. Neben dem T4 ist in diesen Schweineextrakten auch T3 enthalten. Bei Schweinen wird eine viel höhere Menge an T3 gebildet als beim Menschen, sodass das Verhältnis von T3 zu T4 nicht dem natürlichen Verhältnis beim Menschen entspricht. Es gibt einige Menschen mit einer Schilddrüsenunterfunktion, die sich unter der Behandlung mit getrockneten Schweineschilddrüsenextrakten besser fühlen als unter der Regelbehandlung mit einem Thyroxinpräparat. Ein Nachteil der Therapie mit den Tierpräparaten ist, dass der Anteil des Schilddrüsenhormonpräparates nicht in jeder Packung genau gleich ist und die Medikamente als Fertigpräparate nur aus dem Ausland zu beziehen sind und damit nicht der deutschen Kontrolle bei der Herstellung unterstehen.

In Ausnahmefällen kann auch eine Herstellung von Schilddrüsenhormonpräparaten auf Rezept durch spezialisierte Apotheken erfolgen. Diese Therapie gehört allerdings nicht zu den normalen Kassenleistungen. In Spezialfällen (z. B. Allergien gegen Begleitstoffe in Tabletten) können die Krankenkassen jedoch Ausnahmen von der normalen Therapieform genehmigen.

Operation: meist unnötig

Eine operative Entfernung der Schilddrüse ist bei der Hashimoto-Erkrankung nicht sinnvoll. Eine Operation kann aber dann notwendig werden, wenn zusätzlich verdächtige Knoten in der Schilddrüse vorhanden sind. Viele Patienten klagen wiederkehrend über ein Kloßgefühl im Halsbereich. Einige versprechen sich durch die Operation eine Besserung, die jedoch fast nie eintritt. Es ist im Gegenteil so, dass viele Patienten, die auch wegen anderer Erkrankungen an der Schilddrüse operiert wurden, nach der Operation über ein leichtes Druckgefühl im Halsbereich klagen, das durch kleine Vernarbungen und Verklebungen im Operationsbereich entsteht. Durch die Operation könnten also ähnliche Beschwerden entstehen wie diejenigen, die der Anlass für den Eingriff waren. Zusätzlich geht die Schilddrüsenoperation mit einem kleinen, aber nicht zu vernachlässigenden Risiko einer Stimmbandverletzung mit nachfolgend heiserer Stimme einher. Es kann zudem eine Schädigung der Nebenschilddrüsen entstehen, sodass eine zusätzliche Medikation mit Kalzium- und Vitamin-D-Präparaten notwendig wird.

Bei Therapie und Einnahme zu beachten

Wie alle Medikamente müssen auch Schilddrüsenhormone sorgfältig dosiert werden. Neben einer korrekten Einnahme sind auch Wechsel- und Nebenwirkungen zu beachten.

Schilddrüsenhormontabletten sollen regelmäßig jeden Tag eingenommen werden. Da die Hormonaufnahme am besten ist, wenn ausreichend Magensäure vorhanden ist, nimmt man sie morgens nüchtern ein.

Schilddrüsenmedikamente richtig einnehmen

Eine gute Aufnahme des Hormons wird erreicht, wenn die Tablette 30 Minuten vor dem Frühstück eingenommen wird. Häufig reichen allerdings auch 20 Minuten völlig aus.

Viele Nahrungsmittel können die Aufnahme der Schilddrüsenhormone beeinträchtigen. Ungünstig ist der gleichzeitige Konsum von Kaffee. Milch und Tee können ebenso die Aufnahme vermindern. Aus diesem Grund werden die Tabletten am besten mit Wasser eingenommen.

Soja und sojahaltige Produkte können die Aufnahme von Schilddrüsenhormon im Darm vermindern. Bei stark sojahaltiger Ernährung ist es daher möglich, dass die Menge an Schilddrüsenhormon in der Tablette etwas gesteigert werden muss.

In einer wissenschaftlichen Studie haben Ärzte die Schilddrüsenhormoneinstellung von Patienten verglichen, die ihre Tabletten entweder nüchtern oder direkt mit dem Frühstück eingenommen haben. Dabei zeigte sich, dass die TSH-Werte in der Gruppe der Patienten, die ihre Hormone zum Frühstück einnahmen, etwas höher waren als bei denen, die sie nüchtern nahmen. Das bedeutet, dass bei Ersteren die Schilddrüsenhormonwirkung etwas geringer war. Die Rate der

Patienten, die einen ungewollt zu hohen TSH-Wert (leichte Unterfunktion) hatten, war jedoch in beiden Gruppen gleich. Man kann daraus schließen, dass es auch möglich ist, die Tabletten mit dem Frühstück einzunehmen, dass aber dann die Schilddrüsenhormondosis vermutlich etwas höher sein muss.

Leider kann die Aufnahme von Schilddrüsenhormonen im Darm aber auch durch eine Reihe von Medikamenten sowie von Nahrungsergänzungsmitteln ungünstig beeinflusst werden.

Was tun, wenn Sie eine Hormontablette vergessen haben?

Dies stellt kein Problem dar. Da die Schilddrüsenhormone an Eiweiße im Blut gebunden und transportiert werden, ist ein großes Depot an Schilddrüsenhormon in der Blutbahn vorhanden. Der Körper bedient sich an diesem Vorrat und innerhalb weniger Tage nimmt dieser Vorrat nur gering ab. Es reicht völlig, wenn man seine normale Tabletteneinnahme nach dem Vergessen wieder aufnimmt. Erst wenn Sie die Tabletten deutlich mehr als eine Woche nicht eingenommen haben, können merklich spürbare Zeichen einer Schilddrüsenunterfunktion auftreten.

Wechselwirkungen mit anderen Medikamenten

Neben der regelmäßigen morgendlichen Einnahme der Schilddrüsenhormone müssen Sie auch Wechselwirkungen mit anderen Arzneimitteln berücksichtigen.

Steigt der Hormonbedarf durch die Einnahme der »Pille«?

Die Wirkung der Antibabypille wird durch die Schilddrüsenhormoneinnahme nicht beeinträchtigt. Wenn Frauen, die Schilddrüsenhormone einnehmen, mit der Einnahme von Empfängnisverhütungsmitteln beginnen, kann der jedoch der Bedarf an Schilddrüsenhormon steigen. Die Ursache ist eine durch die Pille verursachte vermehrte Bildung von Eiweißen im Blut. Die Schilddrüsenhormone werden an diese Eiweiße gebunden, dadurch steht weniger freies Schilddrüsenhormon in der

Blutbahn zur Verfügung und bei manchen Frauen erhöht sich der Bedarf an Schilddrüsenhormon etwas.

Wie wirkt sich eine Östrogeneinnahme in den Wechseljahren aus?

Frauen, die Östrogene als Hormonersatztherapie in den Wechseljahren einnehmen, benötigen manchmal auch eine etwas höhere Schilddrüsenhormondosis. Wie bei der Einnahme der Pille ist die Ursache eine Vermehrung der Transporteiweiße und ein geringerer Anteil von Schilddrüsenhormon, das dem Körper direkt zur Verfügung steht. Das gilt auch für Frauen, die Östrogene einnehmen, weil ihnen bereits vor dem eigentlichen Eintritt der Wechseljahre die Eierstöcke operativ entfernt werden mussten.

Worauf ist bei Einnahme von Diabetesmedikamenten zu achten?

Schilddrüsenhormone sind im Körper ein schwacher Gegenspieler von Insulin. Deshalb können sich mit Beginn einer Schilddrüsenhormonbehandlung die Blutzuckerwerte von Diabetikern etwas verschlechtern. Betroffene sollten daher in dieser Zeit den Blutzucker etwas häufiger kontrollieren, wenn sie ihn selbst messen. Alle anderen Patienten sollten sich mit dem behandelnden Arzt abstimmen. Manchmal ist eine Dosisanpassung der blutzuckersenkenden Medikamente erforderlich.

Wie wird die Wirkung von Gerinnungshemmern beeinflusst?

L-Thyroxin kann die Wirkung von Phenprocoumon (häufig verschrieben: Marcumar ®) verstärken. Durch diesen Blutgerinnungshemmer, der z. B. zur Schlaganfallprophylaxe bei bestehenden Herzrhythmusstörungen verordnet wird, wird das Blut »dünner« und es gerinnt nicht so schnell, sodass Blutungen langsamer zum Stehen kommen. Die Dosis dieser gerinnungshemmenden Medikamente muss deshalb bei gleichzeitiger Schilddrüsenhormonbehandlung angepasst werden. Heparin oder andere Gerinnungshemmer, die bei Thrombosen unter die Haut gespritzt werden, und auch die neuen Gerinnungshemmer in Tablettenform (Rivaroxaban, Apixaban, Dabigatran, Edoxaban) werden durch das Schilddrüsenhormon nicht beeinflusst.

Welche Mittel beeinflussen die Wirkstoffaufnahme?

Eine Reihe von Medikamenten kann die Aufnahme von Schilddrüsenhormontabletten negativ beeinflussen. Die sehr häufig verordneten Magensäureblocker (Protonenpumpeninhibitoren) führen zu einem geringeren Säuregehalt des Magens und dadurch zu einer veminderten Hormonaufnahme. Typische Medikamente dieser Wirkstoffgruppe sind Omeprazol, Pantoprazol, Esomeprazol und Lansoprazol.

Die Einnahme von Eisenpräparaten beeinträchtigt die Aufnahme von Schilddrüsenhormonpräparaten sehr, ebenso stören Kalzium-, Magnesium- und aluminiumhaltige Präparate die Resorption. Diese Mineralstoffe sind auch in vielen Nahrungsergänzungsmitteln enthalten. Ein Einnahmeabstand von 2 Stunden ist sinnvoll, um eine gute Aufnahme der Schilddrüsenhormone zu gewährleisten.

Colestyramin ist ein Medikament, das allein oder in Kombination mit anderen Medikamenten zur Blutfettsenkung eingesetzt wird. Es hemmt die Gallensäure-Wiederaufnahme im Darm und behindert dadurch die Aufnahme von fettlöslichen Medikamenten wie Schilddrüsenhormonpräparaten.

Wie wirken sich Nahrungsergänzungsmittel aus?

Kalzium, Zink, Magnesium und Eisen sind in vielen frei verkäuflichen Sportgetränken, Nahrungsmittelzusätzen oder Nahrungsergänzungsmitteln vorhanden. Chemisch gesehen sind sie sogenannte zweiwertige Kationen (positiv geladene Teilchen). Diese haben die Eigenschaft, sich zu schwer löslichen Komplexen zu binden, die die Aufnahme von Schilddrüsenhormon im Darm behindern. Auch Mineralwässer können einen hohen Gehalt an Mineralstoffen haben. Das Schilddrüsenhormonpräparat sollte daher nach Möglichkeit mindestens 2 Stunden vor der Einnahme dieser Mineralstoffe erfolgen.

Unerwünschte Wirkungen und Nebenwirkungen

Wir müssen bei den nicht gewollten Wirkungen die Effekte einer zu hohen oder zu niedrigen Hormonbehandlung von Nebenwirkungen unterscheiden, die nichts mit der Hormonwirkung zu tun haben, sondern durch die im Medikament immer vorhandenen Begleitstoffe entstehen.

Nebenwirkungen einer Behandlung mit Schilddrüsenhormon

Etwa 1–3 Stunden nach der morgendlichen Schilddrüsenhormoneinnahme bemerken einige Patienten gelegentlich eine leichte Beschleunigung ihres Pulsschlags oder eine minimale »innere Aufgeregtheit«. Diese Beschwerden halten meist nur wenige Minuten an. Die Ursache ist ein kurzes stärkeres Anfluten des Schilddrüsenhormons in die Blutbahn nach der Aufnahme aus dem Darm. Wenn der Arzt die Schilddrüsenhormone etwa 2 Stunden nach der Tabletteneinnahme misst, wird gelegentlich der Wert für T4 gering über der Norm gemessen. Der T3- und der TSH-Wert sind dann normal. Diese Laborkonstellation ist nicht krankhaft und wird durch den Zeitpunkt der Blutabnahme erklärt.

Eine versehentlich zu hohe Schilddrüsenhormontherapie führt zu den typischen Symptomen einer Schilddrüsenüberfunktion (Seite 40), eine zu geringe Hormongabe zu den typischen Zeichen der Schilddrüsenunterfunktion (Seite 25). Um die körperlichen Beschwerden zu lindern, ist es notwendig, dass der Arzt die Schilddrüsenhormondosis dann anpasst.

Wie wirkt sich eine zu hoch dosierte Hormontherapie aus?

Eine zu hoch dosierte Schilddrüsenhormontherapie kann langfristig schädlich sein. Die Laborwerte zeigen dann eine Verminderung des Regelhormons TSH. Bei viel zu hoher Einstellung steigen zusätzlich noch das freie T3 und das freie T4 über den Normalwert. Viele Patienten bemerken die zu starke Hormonversorgung durch eine innere Unruhe, Schlaflosigkeit, Nervosität, Neigung zu häufigeren Stuhlgängen oder Herzklopfen. Die Hormongabe sollte dann reduziert werden.

Ein Zeichen einer Überversorgung mit Schilddrüsenhormon sind Pulsbeschleunigungen, die nur kurz anhalten oder auch ständig bestehen können. Herzrhythmusstörungen werden wie ein »Herzstolpern« bemerkt. Bei sportlichen Aktivitäten kann dies ebenfalls auftreten oder sich verstärken. Wenn Patienten über einen längeren Zeitraum eine zu hohe Schilddrüsenhormondosis erhalten, kann es zu gefährlichen Herzrhythmusstörungen kommen. Die TSH-Werte sind dann unter der Messgrenze (TSH < 0,1 mU/l oder sogar < 0,01 mU/l). Eine gefürchtete Herzrhythmusstörung ist das Vorhofflimmern, das Schlaganfälle begünstigen kann. Das Risiko für diese Art von Herzrhythmusstörungen steigt unabhängig von einer Schilddrüsenerkrankung mit dem Lebensalter und ist jenseits des 60. Lebensjahres deutlich höher.

Langfristig verursacht eine zu hoch dosierte Schilddrüsenhormontherapie auch einen Knochenmasseverlust und es entwickelt sich eine Osteoporose. Das Risiko für Knochenbrüche steigt dadurch deutlich an. Ziel der Behandlung der Schilddrüsenunterfunktion sollten daher immer TSH-Werte im Normalbereich und nicht darunter sein. Eine kurzfristig wenige Tage bis wenige Monate andauernde zu hohe Einstellung führt in der Regel nicht zu Folgeschäden am Knochen. Eine länger anhaltende Überversorgung muss aber auf jeden Fall vermieden werden.

Was ist bei Laktoseintoleranz zu beachten?

Viele Schilddrüsenhormonpräparate enthalten den Milchzucker Laktose als Inhaltsstoff. Die meisten Menschen vertragen Milchzucker ohne Probleme. Mit zunehmendem Lebensalter kann sich jedoch eine Milchzuckerunverträglichkeit (Laktoseintoleranz) entwickeln. In Deutschland ist davon nur ein kleiner Teil der Bevölkerung betroffen.

Menschen mit einer starken Milchzuckerunverträglichkeit können nach der Einnahme laktosehaltiger Tabletten

Beschwerden entwickeln wie Übelkeit, Bauchschmerzen, Völlegefühl, Blähbauch und Durchfall. Ist dies der Fall, kann auf Tabletten umgestellt werden, die keine Laktose enthalten. Es gibt aber auch laktasehaltige Tabletten, die wieder den Konsum von laktosehaltigen Lebensmitteln und Tabletten erlauben. Ist nur eine leichte Milchzuckerunverträglichkeit vorhanden, verspüren viele nach der Tabletteneinnahme keine Beschwerden, da die Laktosemenge in den Tabletten nur sehr gering ist. Dann muss auch keine Tablettenumstellung erfolgen.

Beeinflussen Hormontabletten das Gewicht?

Schilddrüsenhormone haben großen Einfluss auf das Körpergewicht. Eine Überfunktion führt oft zu ungewollter Gewichtsabnahme. Besonders ausgeprägt ist dies bei der ebenfalls autoimmun verursachten Basedow-Erkrankung. Eine unbehandelte Unterfunktion resultiert in einer Gewichtszunahme.

Kann man mit erhöhten Hormongaben Gewicht reduzieren?

Leider funktioniert eine höhere Zufuhr von Schilddrüsenhormontabletten nicht so gut, um das Wunschgewicht zu erreichen, wie eine echte Überfunktion der Schilddrüse. Eine Behandlung mit Schilddrüsenhormon führt fast nie zu einer Gewichtsabnahme, sondern kann sogar eine Gewichtszunahme begünstigen. Eine Untersuchung an gesunden Freiwilligen hat gezeigt, dass eine Zufuhr von Schilddrüsenhormon zu einer Steigerung des Appetits und zu einer deutlich höheren Kalorienaufnahme führt. Die Freiwilligen verzehrten dabei zusätzlich bevorzugt Kohlenhydrate. Eine Erhöhung der Schilddrüsenhormondosis führt also nicht automatisch zu einer Gewichtsabnahme, sondern kann sogar das Gegenteil bewirken.

Bestehen unter der Hormonersatztherapie mit T4 Gewichtsprobleme, so kann versucht werden, die Schilddrüsenhormondosis etwas nach oben oder auch nach unten zu verändern, um einen günstigen Effekt auf das Gewicht zu erreichen. Ob man von einer Steigerung oder Reduktion der Hormondosis profitiert, muss individuell getestet werden.

Die Änderung einer Schilddrüsenhormondosis sollte nicht zu schnell erfolgen. Die Abstände zur Dosisanpassung sollten etwa 2 Monate betragen, damit sich ein Gleichgewicht in den Stoffwechselvorgängen einstellen kann. Früher hat man geglaubt, dass die Kombinationstherapie mit T3 einen günstigen Effekt auf das Körpergewicht habe. Dies bestätigte sich in mehreren Untersuchungen allerdings nicht. Trotzdem gibt es einzelne Patienten, die eine Verbesserung ihres Körpergewichts unter einem Kombinationspräparat bemerken. Es kommt im Einzelfall also auf einen Versuch an.

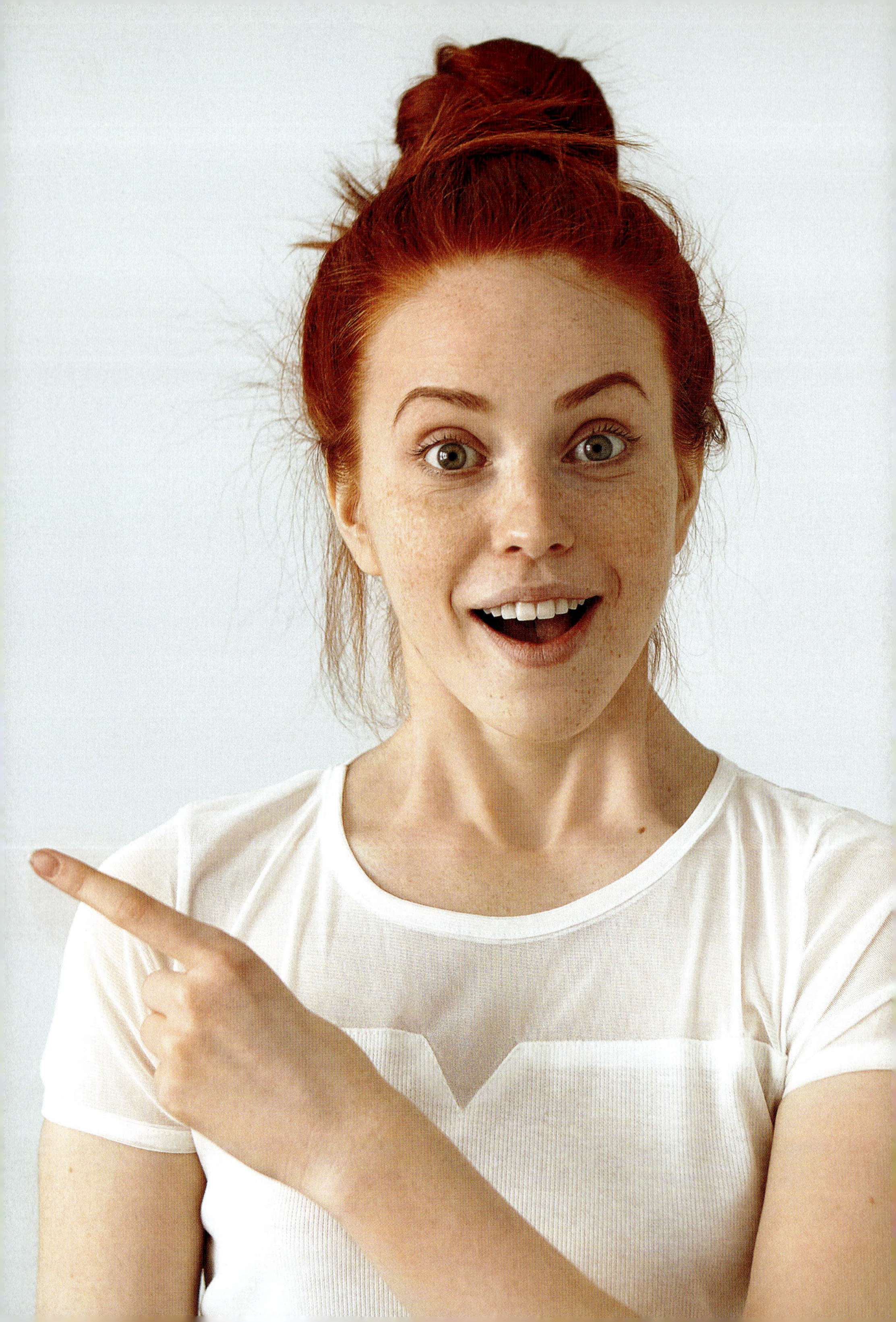

Alles Gute für die Schilddrüse

Die richtigen Vitalstoffe für Ihre Schilddrüse

Damit Ihre Schilddrüse richtig arbeiten kann, braucht sie neben Jod auch andere Vitamine, Mineralstoffe und Spurenelemente.

Für die Gesundheit Ihrer Schilddrüse können Sie selbst einiges tun, indem Sie auf eine schilddrüsengesunde Ernährung achten und dafür Sorge tragen, dass die Schilddrüse regelmäßig und in ausreichender Menge alle Nährstoffe bekommt, die sie braucht, damit sie richtig funktionieren kann. Ich stelle Ihnen in diesem Kapitel die wichtigsten Vitamine, Mineralstoffe und Spurenelemente vor. Das wichtigste Spurenelement für die Schilddrüsenhormonproduktion ist Jod.

Das A und O: Jod

Die Gesundheit Ihrer Schilddrüse steht und fällt mit einer guten Jodversorgung. Denn dieser Mineralstoff ist ein unentbehrlicher Baustein der Schilddrüsenhormone T3 und T4. T4 enthält vier Atome Jod, in T3 sind drei Jodatome enthalten. Kein anderer Mineralstoff kann die Funktion von Jod übernehmen. Ohne eine ausreichende Jodversorgung kann also nicht genug Schilddrüsenhormon gebildet werden.

In Ländern mit hochgradigem Jodmangel kann der mütterliche Jodmangel in der Schwangerschaft zu starken körperlichen und geistigen Behinderungen bei den Kindern führen. Einen leichten Jodmangel versucht die Schilddrüse durch ein Größenwachstum auszugleichen, um mehr Jod aus dem Blut aufnehmen zu können. Dies begünstigt die Bildung von Schilddrüsenknoten. In Deutschland sind daher Schilddrüsenvergrößerungen mit und ohne zusätzliche Knoten viel häufiger als in Ländern mit guter Jodversorgung.

(DEGS) lag der Anteil der Menschen mit nicht ausreichender Jodversorgung bei 30–40 %. Für den überwiegenden Teil der Bevölkerung gilt, dass die Jodversorgung ausreichend ist, ein Teil der Menschen hat jedoch noch immer einen milden Jodmangel.

Wie wichtig ist Jod in der Schwangerschaft?

In der Schwangerschaft und Stillzeit ist der Bedarf an Jod deutlich erhöht. Dies liegt am zusätzlichen Bedarf für das Kind, aber auch an einem Verdünnungseffekt durch eine vermehrte Bildung von Blutflüssigkeit bei der Mutter. Gleichzeitig verliert die Frau mehr Jod über den Urin, da in der Schwangerschaft die Nierendurchblutung gesteigert ist.

Große neue wissenschaftliche Untersuchungen bei Tausenden Schwangerschaften haben gezeigt, dass schon ein milder Jodmangel die geistigen Fähigkeiten von Kindern ungünstig beeinflussen kann. Britische Kinder, deren Mütter eine unzureichende Jodzufuhr in der Schwangerschaft aufwiesen, hatten im 8. Lebensjahr einen etwas niedrigeren Intelligenzquotienten und ein schlechteres Sprachvermögen und Leseverständnis als Kinder von Müttern mit einer guten Jodversorgung.

Die Jodversorgung in der Bevölkerung ist in Deutschland nur grenzwertig gut und gerade junge, fruchtbare Frauen sind nicht selten nur suboptimal mit Jod ver-

Die Jodversorgung in Deutschland

Die Versorgung mit Jod in einer Bevölkerung kann man messen, indem man bei mehreren Tausend Menschen untersucht, wie viel Jod sie mit dem Urin ausscheiden. Es gibt mehrere große Untersuchungen in der Bevölkerung, die die Jodversorgung in Deutschland gemessen haben. Dazu gehört besonders die Datenerhebung des Robert Koch-Instituts, das als Bundesinstitut im Auftrag der Bundesregierung in regelmäßigen Abständen die Gesundheit der Bundesbürger untersucht. In der Studie zur Gesundheit von Kindern und Jugendlichen in Deutschland (KIGGS) wurde offenbar, dass die gemessenen Jodwerte im Urin bei 40 % der Kinder unterhalb des von der Weltgesundheitsorganisation (WHO) empfohlenen Grenzwertes lagen. Auch in der für Deutschland repräsentativen Untersuchung an Erwachsenen

sorgt. In der Schwangerschaft und in der Stillzeit wird daher allen Müttern eine Jodzufuhr von 150–200 Mikrogramm Jod als tägliche Nahrungsergänzung empfohlen, um ihr Kind optimal zu versorgen. Dies gilt auch für Mütter mit Hashimoto-Thyreoiditis. Die positiven Folgen für das Kind überwiegen dabei bei Weitem die eher theoretisch ungünstigen Folgen für die Schilddrüse der Mutter.

Was bewirkt Jod bei Hashimoto-Thyreoiditis?

Viele Menschen haben gehört, dass Jod bei Hashimoto-Thyreoiditis schädlich sei. Auch viele Ärzte sagen dies ihren Patienten, da sie sich nicht sicher sind. Was sind die Hintergründe für diese Informationen?

Jod im Tierexperiment Es gibt Tiere, die wie Menschen eine autoimmune Entzündung der Schilddrüse entwickeln können. Aus einigen tierexperimentellen Untersuchungen weiß man, dass sich die Autoimmunerkrankung schneller entwickelt, wenn die Tiere mit sehr hohen Joddosierungen gefüttert werden. Die eingesetzten Mengen an Jod waren allerdings 10–100-fach höher, als sie in der menschlichen Ernährung überhaupt vorkommen können. Mit diesen hohen Jodmengen konnten dann auch verstärkte Autoimmunreaktionen in den Schilddrüsen der Tiere nachgewiesen werden.

Es gibt hingegen keine Tieruntersuchungen, die einen ungünstigen Effekt von Jod auf die Immunreaktion zeigen, wenn Jodmengen eingesetzt werden, die der normalen menschlichen Jodversorgung nahekommen.

Mehr Jod, mehr Hashimoto-Kranke? In Ländern, die ihre Jodversorgung in den letzten Jahrzehnten verbessert haben, ist es nicht zu vermehrten Meldungen von Menschen mit Unterfunktion der Schilddrüse gekommen. In Deutschland ist der Anteil der Menschen mit nachweisbaren Antikörperwerten bei einer über Jahre angelegten Untersuchung an Tausenden Probanden sogar leicht zurückgegangen (Study of Health in Pomerania – SHIP Studie). Nachdem man in Italien im Jahr 2005 eine verpflichtende Jodierung zur Verbesserung der Jodversorgung eingeführt hat, ist es nach 10 Jahren ebenfalls nicht zu einer Zunahme von Menschen mit Unterfunktion der Schilddrüse oder von Menschen mit Hashimoto-Thyreoiditis gekommen. In Regionen mit einer exzessiv hohen Jodversorgung in China (wie sie Deutschland nicht vorkommt) konnte allerdings ein etwas höherer Anteil von Menschen mit Unterfunktion der Schilddrüse festgestellt werden.

Wie viel Jod ist gut? Im normalen Alltag bestehen keine grundsätzlichen Einschränkungen bei der Versorgung mit jodhaltigen Lebensmitteln. Der Gebrauch von jodiertem Speisesalz ist unschädlich, ebenso der Verzehr von Seefisch oder Schalentieren. Lediglich der häufige Konsum von sehr jodhaltigen Algenprodukten wäre in der Lage, bei Patienten mit Hashimoto und noch funktionierender Schilddrüse eventuell den Autoimmunprozess anzuregen. Ist die Schilddrüsenfunktion bereits ganz ausgefallen, kann auch hoher Jodkonsum keinen weiteren Schaden anrichten.

Welche Lebensmittel liefern viel Jod?

Die wichtigsten Jodquellen schenkt uns das Meer in Form von Meeresfischen und Meeresfrüchten. Süßwasserfische liefern im Vergleich dazu nur geringe Mengen Jod. Essen Sie also mehrmals in der Woche Seefisch. Weil jedoch viele Fischarten heute überfischt oder sogar vom Aussterben bedroht sind, sollten Sie zu Fisch mit dem Siegel MSC greifen (Marine Stewardship Council). Die Fangmengen dürfen hier nur so hoch sein, dass die Fortpflanzung der Arten nicht beeinträchtigt wird und das Ökosystem erhalten bleibt.

Meeresalgen, insbesondere Braunalgen, enthalten sehr viel Jod und sind somit interessant für Vegetarier und Veganer. Würzmittel mit Braunalgen (Kombu) oder Asia-Knabbergebäck mit Algenstückchen sind da gute Alternativen. Allerdings kann man hier wegen des hohen Jodgehalts leicht zu viel des Guten tun. In der Küche sollte man stets jodhaltiges Salz einsetzen, um einer Knotenbildung vorzubeugen.

Selen fängt freie Radikale

Selen wird im Stoffwechsel der Schilddrüsenhormone an verschiedenen Stellen benötigt. Bei der täglichen Produktion von Schilddrüsenhormon durch das

Jodreiche Lebensmittel

- jodiertes Speisesalz
- Algen
- Seefisch, u. a. Schellfisch, Seelachs, Scholle, Makrele
- Lebertran
- Meeresfrüchte, u. a. Garnelen, Krabben, Hummer, Miesmuscheln
- Milchprodukte, Eier (abhängig vom Produzenten)
- Würzmittel mit Braunalgen
- Asia-Knabbergebäck

Enzym TPO (thyreoidale Peroxidase) fällt als Nebenprodukt das sehr aggressive Wasserstoffperoxid (H_2O_2) an. Damit dieser aggressive Stoff nicht die Schilddrüsenzelle selbst schädigt, muss er sofort wieder abgebaut werden. Dies bewirkt ein Hilfsstoff (ein Enzym), der Selen enthält. Dieses Enzym hat den schwierigen Namen Glutathionperoxidase. Ein Mangel an diesem selenhaltigen Enzym könnte theoretisch also zu einer unzureichenden Entgiftung in der Schilddrüsenzelle führen. Da die giftigen Moleküle auch freie Radikale genannt werden, gilt Selen als ein Radikalenfänger.

Die zweite Funktion im Schilddrüsenhormonstoffwechsel, die durch Selen unterstützt wird, ist der Abbau von T4 zu dem eigentlich aktiven T3. Dieser Prozess findet in der Blutbahn, aber auch in jeder Körperzelle statt. Verantwortlich hierfür sind die selenhaltigen Dejodasen. Sie haben ihren Namen erhalten, da sie ein Jodatom aus dem T4 entfernen und so T3 produzieren.

Was bewirkt Selen bei Hashimoto-Thyreoiditis?

In Tierexperimenten wurde gezeigt, dass sich bestimmte Immunprozesse bei Mäusen, die eine Hashimoto-Thyreoiditis haben, durch Selen günstig beeinflussen lassen. Die entzündliche Reaktion in den Schilddrüsen war geringer und die Höhe der Antikörperwerte ließ sich verbessern.

Bei vorhandener Unterfunktion Die Idee von Wissenschaftlern, Menschen mit Hashimoto-Thyreoiditis mit Selen zu behandeln, war, durch eine besonders gute Selenversorgung die Entgiftungsfunktion der Schilddrüse zu unterstützen und damit den Immunprozess abzuschwächen. In mehreren kleinen Untersuchungen mit nur wenig mehr als 30 Patienten, die bereits eine Unterfunktion der Schilddrüse aufwiesen, wurde ein Absinken der TPO-Antikörper unter Seleneinfluss gezeigt. Es gibt aber auch Untersucher, die dies nicht feststellen konnten. Da die Untersuchungen nur über 3 Monate durchgeführt wurden und die TPO-Antikörper ohnehin sehr schwanken, ist bis heute – 15 Jahre nach der ersten wissenschaftlichen Veröffentlichung – nicht abschließend geklärt, ob sich die Gabe von Selen bei Patienten mit einer Schilddrüsenunterfunktion langfristig günstig auswirkt.

Bei Hashimoto mit normaler Schilddrüsenfunktion Wichtiger als die Behandlung von Patienten, die ohnehin schon einen Ausfall ihrer Schilddrüsenfunktion haben, ist die Frage, ob sich im Anfangsstadium der Erkrankung die Gabe von Selen schützend auf die Autoimmunerkrankung auswirkt. Eine niederländische und eine deutsche Untersuchung konnten bei der 6-monatigen Behandlung mit Selen bei Hashimoto-Patienten mit noch normaler Schilddrüsenfunktion keinen Vorteil im Vergleich zu Patienten, die eine Scheintablette ohne Wirkstoff eingenommen hatten, erkennen. Auch das Wohlbefinden der beiden Gruppen unterschied sich nicht. Ob eine längerfristige Weiterbehandlung mit Selen bei den Patienten mit erhöhten TPO-Antikörpern zu einem späteren Zeitpunkt noch einen zusätzlichen Nutzen gehabt hätte, ist leider nicht bekannt. Ein schädlicher Effekt durch Selen konnte jedoch auch nicht festgestellt werden.

Die bisherigen wissenschaftlichen Erkenntnisse rechtfertigen daher heute nicht den regelhaften Einsatz von Selen bei allen Patienten mit Hashimoto-Thyreoiditis. Im Einzelfall kann dies aber versucht werden, ohne dass ein schädlicher Effekt befürchtet werden muss.

Welche Lebensmittel liefern viel Selen?

Das Spurenelement Selen spielt eine wichtige Rolle im Stoffwechsel der Schilddrüsenhormone. Selen wird über die Nahrung aufgenommen und ist in vielen Lebensmitteln in unterschiedlicher Menge vorhanden. Einen recht hohen Selengehalt haben Meeresfrüchte, Seefische, Paranüsse und Pilze. Fleisch- und Milchprodukte können auch einen guten Selengehalt haben, da viele Bauern ihr Tierfutter mit Selen anreichern. In manchen Regionen der Welt (z. B. bestimmte Landgebiete in China mit nahrungsbedingt starkem Selenmangel) kommen Schilddrüsenerkrankungen (nicht nur die Hashimoto-Thyreoiditis) häufiger vor als in Regionen mit guter Selenversorgung. Deutschland gilt als ein grenzwertig gut versorgtes Land. Da ein nicht geringer Anteil der Selenversorgung tierischen Produkten entstammt, nehmen Vegetarier und besonders Veganer naturgemäß weniger Selen über die Nahrung auf. Diese Personen sollten vermehrt Nüsse und Samen essen, insbesondere Kokosnüsse, Paranüsse, Sesamsamen und Sonnenblumenkerne.

Selenreiche Lebensmittel

- Paranüsse
- Fleischprodukte
- Eier
- Kohl, u. a. Brokkoli, Weißkohl
- Zwiebelgemüse, u. a. Knoblauch, Zwiebeln
- Pilze
- Spargel
- Hülsenfrüchte, u. a. Linsen

Zink: wichtig für die Regulation von Immunprozessen

Zink ist ein wichtiges Spurenelement, das für viele Funktionen im Körper wichtig ist. Es ist am Zucker-, Fett- und Eiweißstoffwechsel beteiligt. Auch die Zellteilungsvorgänge sind von Zink abhängig, sodass ein Zinkmangel sich auch auf Haare, Haut und Nagelwachstum auswirken kann. Ebenso ist Zink ein wichtiger Faktor in der Regulation von Immunprozessen des Körpers.

Einige Hormone benötigen Zink, um an den Körperzellen wirken zu können, die Schilddrüsenhormone gehören jedoch nicht dazu.

Die Mär vom Zinkmangel bei Hashimoto-Patienten

Im Internet und in der Werbung von Herstellern und Verkäufern von Nahrungsergänzungsmitteln wird immer wieder behauptet, dass bei Menschen mit Hashimoto-Thyreoiditis die Zinkwerte im Blut erniedrigt seien. Das stimmt so nicht. Es gibt keine wissenschaftlichen Untersuchungen, die dies an einer größeren Gruppe von Hashimoto-Patienten nachweisen. Ein Zinkmangel ist nicht an der Entstehung der Hashimoto-Thyreoiditis beteiligt. In einer neuen Untersuchung fanden die Untersucher bei 66 Hashimoto-Patienten sogar etwas höhere Zinkwerte als in der Kontrollgruppe.

Natürlich können bei einzelnen Menschen mit Hashimoto-Thyreoiditis auch mal erniedrigte Zinkwerte gefunden werden, wie dies auch bei Menschen ohne Hashimoto-Thyreoiditis möglich ist. Dann sollte Zink ersetzt werden. Die tägliche empfohlene Zufuhr von Zink beträgt 7 Milligramm für Frauen und 10 Milligramm für Männer. Bei einer überhöhten Zinkzufuhr kann sich sonst ein Kupfermangel entwickeln, da Zink die Aufnahme von Kupfer im Darm behindert. Umgekehrt gilt dies ebenso: Eine zu hohe Kupferaufnahme behindert die Aufnahme von Zink im Darm. In diesem Sinne sind Zink und Kupfer sozusagen Gegenspieler.

Folgende Anzeichen weisen auf einen Zinkmangel hin:

- schlecht heilende Wunden
- Haarausfall
- trockene Haut
- Nagelwachstumsstörungen

Welche Lebensmittel liefern viel Zink?

Durch eine zinkreiche Ernährung können Sie selbst für gute Blutwerte sorgen. Auch Vegetarier und Veganer haben genügend Auswahl.

Zinkreiche Lebensmittel

- Getreideprodukte (Roggen, Weizen, Hirse, Mais)
- Müsli
- Soja
- Hülsenfrüchte (Linsen, Erbsen)
- Walnüsse
- Fleischprodukte (besonders Lamm, Rind, Pute)

Führen Kryptopyrrole zu einem Zink- und Vitamin-B_6-Mangel?

Pyrrole oder Kryptopyrrole sind biochemische Verbindungen, die im menschlichen Organismus beim Auf- und Abbau des roten Blutfarbstoffes entstehen. In den 1970er-Jahren stellte der Forscher Pfeiffer die These auf, dass Pyrrole mit Vitamin B_6 und Zink unlösliche Verbindungen eingingen und zu einem Verlust dieser Nährstoffe führten (Kryptopyrrolurie, KPU). Spätere wissenschaftliche Untersuchungen konnten dies jedoch nie nachweisen.

Wissenschaftlich nicht nachgewiesen

Anhänger der KPU-These sehen einen Zusammenhang mit dem Auftreten der unterschiedlichsten Erkrankungen wie Psychosen, Aufmerksamkeitsdefizit-Syndrom, Autismus, Morbus Parkinson, Schizophrenie, Allergien und eben auch Autoimmunerkrankungen. Einen wissenschaftlich gesicherten Zusammenhang mit einer vermehrten Urinausscheidung von Pyrrolen und bestimmten Erkrankungen gibt es jedoch nicht.

In privaten Laboren werden verschiedene Stoffe im Urin untersucht, die chemisch zum Teil nicht klar definiert sind und als Kryptopyrrole oder Pyrrole ausgegeben werden. Qualitätsmaßnahmen, wie sie für andere Laborbestimmungen, etwa die Bestimmung der Schilddrüsenhormone oder der Antikörper, vorgeschrieben sind, gibt es nicht. Die Kommission »Methoden und Qualitätssicherung in der Umweltmedizin« des Robert Koch-Instituts und das Bundesinstitut für Risikobewertung (Institute der Bundesrepublik Deutschland, die mit der Gesundheitsüberwachung beauftragt sind) haben unabhängig voneinander festgestellt, dass eine Pyrrol- oder Kryptopyrrolausscheidung im Urin nicht einer Stoffwechselstörung zugeordnet werden kann und zu Krankheitssymptomen führt. Die im Internet angebotene Behandlung mit Vitamin B_6 und Zink sowie anderen Mikronährstoffen liegt oft weit über den als gesundheitlich unbedenklich eingestuften Mengen. Hier ist also Vorsicht geboten.

Natürlich können auch Menschen mit Hashimoto-Thyreoiditis einen Zink- oder Vitamin-B_6-Mangel entwickeln, wenn sie sich zu einseitig ernähren. Vegetarier und Veganer sind eher gefährdet, vor allem in Bezug auf das Vitamin B_6. Auch chronischer Alkoholmissbrauch kann einen Vitamin-B_6-Mangel hervorrufen. In diesen Fällen müssen die fehlenden Nährstoffe natürlich ersetzt werden. Um es aber noch einmal klar und deutlich zu sagen: Dieser Mangel hat nichts mit einer Pyrrol- oder Kryptopyrrolausscheidung zu tun.

Vitamin D: das Sonnenvitamin

Vitamin D ist ein Vitamin, das seine Wirkungen besonders im Knochenstoffwechsel entfaltet und für ein stabiles Skelett wichtig ist. Es sorgt für eine gute Aufnahme des Kalziums aus der Nahrung im Darm. Auch auf die Allgemeingesundheit hat Vitamin D günstige Effekte. In einigen Untersuchungen wurde gesehen, dass Menschen mit besseren Vitamin-D-Werten vermutlich eine etwas geringere Sterbewahrscheinlichkeit besonders durch Krebs haben.

Ohne Sonne geht nichts

Da Vitamin D nicht im Körper hergestellt werden kann, sind wir Menschen auf eine Zufuhr über Nahrungsmittel angewiesen. Ein wesentlicher Teil des Vitamin D wird durch die Umwandlung von Vitamin-D-Vorstufen in der Haut gebildet. Hierfür ist Sonnenlicht notwendig. Da im Winter die Sonneneinstrahlung in unseren Breiten nicht ausreicht, können besonders Menschen, die wenig ans Tageslicht kommen, an einem Vitamin-D-Mangel leiden. Betroffen sind beispielsweise häufig Altenheimbewohner, die selten an die Sonne kommen. In der Winterzeit haben aber auch viele gesunde Menschen in Deutschland niedrige oder leicht erniedrigte Vitamin-D-Werte. Bewohner der nördlichen Breiten sind von der geringeren Sonneneinstrahlung noch stärker betroffen.

Vitamin-D-Mangel und die Folgen

Viele Symptome eines Vitamin-D-Mangels sind Folgen niedriger oder zu niedriger Kalziumspiegel im Blut. Ein Vitamin-D-Mangel führt im Kindesalter zu einer Aufweichung und Verbiegung der Knochen (Rachitis), sodass heute alle Säuglinge in den ersten Lebensmonaten 400–550 IE Vitamin D erhalten sollten, um einem Mangel vorzubeugen. Im Erwachsenenalter ist die Folge eines Vitamin-D-Mangels eine Entkalkung der Knochen (Osteomalazie). Schwere und langfristige Verläufe führen zu Osteoporose und erhöhter Knochenbrüchigkeit. Die Ausschwemmung der

Wie der Körper Vitamin D bildet

Dem Wirkmechanismus nach ist Vitamin D_3 eigentlich ein Hormon. Wie Hormone dockt Vitamin D an einen speziellen Rezeptor an den Körperzellen an und entfaltet anschließend seine Wirkung in den Zellen. Vitamine im eigentlichen Sinn sind nämlich in der Regel nur Kofaktoren, die zusammen mit anderen Enzymen ihre Wirkung entfalten. Das Vorläuferhormon 7-Dehydrocholesterol wird unter dem Einfluss von Sonnenlicht in der Haut zu Prävitamin D_3. Dies muss in der Leber umgewandelt werden in 25-Hydroxy-Vitamin D_3 (Cholecalciferol). Dies ist die eigentliche Speicherform von Vitamin D im Körper, damit im Bedarfsfall eine ausreichende Menge zur Verfügung steht. Im letzten Herstellungsschritt ist die Niere dann verantwortlich für die Bildung des eigentlich aktiven 1,25 Dihydroxy-Vitamin D_3.

Kalziumvorräte kann bei erniedrigten Blutkalziumwerten Muskelkrämpfe und Hautkribbeln begünstigen.

Die Symptome auf einen Blick:

- Nagelwuchsstörungen
- Haarwuchsstörungen
- gelegentlich Knochenschmerzen (besonders bei schwerem Mangel)
- Muskelkrämpfe, Kribbelgefühl der Haut
- Müdigkeit, Abgeschlagenheit

Führt Vitamin-D-Mangel zu Hashimoto? In einigen Untersuchungen wurde gezeigt, dass die Rate von TPO-Antikörpern bei Menschen mit Vitamin-D-Mangel höher als in der Vergleichsbevölkerung war. Besonders offensichtlich war dies bei älteren Menschen. Vitamin D wurde auch bei Menschen mit Schilddrüsenunterfunktion als Folge einer Hashimoto-Thyreoiditis erniedrigt gemessen. Es gibt aber bisher keine Anhaltspunkte dafür, dass ein Vitamin-D-Mangel für die Auslösung einer Hashimoto-Thyreoiditis verantwortlich ist. Es ist jedoch sinnvoll, ein mögliches Defizit auszugleichen.

Wann sollte man Vitamin D einnehmen?

Wurde bei Ihnen ein Vitamin-D-Mangel nachgewiesen, sollte dieser auch ausgeglichen werden. Vorbeugend braucht aber nicht jeder Mensch Vitamin D einzunehmen. Eine Vitamin-D-Gabe ist auf jeden Fall sinnvoll, wenn Patienten länger an einer Überfunktion der Schilddrüse leiden, da dies den Knochenstoffwechsel zusätzlich aktiviert.

Eine Selbstmedikation über in der Apotheke oder in Drogeriemärken erhältliche Vitamin-D-Präparate ist in Deutschland auch ohne vorherige Messung des Vitamin-D-Wertes ohne Gesundheitsgefährdung möglich. In der Selbstmedikation sollten jedoch tägliche Mengen von mehr als 1000 IE Vitamin D nicht überschritten

Vitamin-D-reiche Lebensmittel

- Lebertran, Leber
- Aal, v.a. Räucheraal
- Seefisch, u. a. Thunfisch, Sprotten, Lachs
- Austern
- Eigelb
- Emmentaler Käse, Schmelzkäse
- Butter
- Pilze, u. a. Champignons, Pfifferlinge, Steinpilze

werden oder mit dem Arzt abgesprochen werden. Eine zu hohe Vitamin-D-Zufuhr kann zu erhöhten Kalziumwerten, Nierensteinen und Nierenschwäche führen.

Welche Lebensmittel liefern viel Vitamin D?

Am meisten Vitamin D findet sich im Leberfett von Meerestieren, allen voran im Lebertran, aber auch zahlreiche Seefische wie Aal (vor allem Räucheraal) liefern große Mengen. Für Vegetarier sind vor allem Pilze, Eigelb und bestimmte Käsesorten interessant.

Vitamin B_{12}: wichtig für Blut und Nerven

Vitamin B_{12} ist für die Blutbildung und eine normale Nervenfunktion wichtig. Einen Mangel gilt es deshalb unbedingt zu vermeiden.

Wie entsteht ein Vitamin-B_{12}-Mangel?

Ein Vitamin-B_{12}-Mangel kann bei Menschen mit Hashimoto-Thyreoiditis auftreten, wenn sich eine autoimmune Störung der Magenschleimhaut einstellt (Typ-A-Gastritis (Seite 76)). Aber auch ohne diese zusätzliche Erkrankung kann ein Mangel durch einen vermehrten Bedarf oder durch eine unzureichende Nahrungsaufnahme auftreten. Ein erhöhter Bedarf entsteht, wenn eine ständig vermehrte Produktion von Blutzellen notwendig ist. Eine sehr lange Periodenblutung oder zu häufige Periodenblutungen können bei der Frau zu Blutverlusten und zu einem vermehrten Vitamin-B_{12}-Bedarf führen.

Weil Vitamin B_{12} fast nur in tierischen Lebensmitteln enthalten ist, sind Vegetarier und vor allem Veganer stärker gefährdet, einen Vitamin-B_{12}-Mangel zu erleiden. Sie müssen auf Vitamin-B_{12}-Präparate ausweichen. Patienten mit einer Typ-A-Gastritis müssen das Vitamin in regelmäßigen Abständen gespritzt beklommen, da sie es nicht über den Darm aufnehmen können. Alle anderen Menschen können einen zusätzlichen Bedarf oder Mangel über die Nahrung oder in Tablettenform ausgleichen.

Welche Lebensmittel liefern viel Vitamin B_{12}?

Vitamin B_{12} ist nur in sehr wenigen Nahrungsmitteln in nennenswerten Mengen enthalten, und zwar fast ausschließlich in tierischen. Die einzigen pflanzlichen

Vitamin-B_{12}-reiche Lebensmittel

- Käse
- Ei
- Fisch, Meeresfrüchte
- alle Fleischprodukte

Folsäurehaltige Lebensmittel

- Gemüse: Tomaten, Spinat, Salat, Kohl, Spargel
- Hülsenfrüchte: Erbsen, Sojabohnen, Linsen,
- Vollkornprodukte, Haferflocken
- Eigelb
- Nüsse: u. a. Erdnüsse, Walnüsse, Haselnüsse
- Obst: u. a. Erdbeeren, Apfelsinen, Sauerkirschen, Weintrauben

Quellen sind fermentierte Lebensmittel wie Sauerkraut und Bier, doch ist der Gehalt gering.

Folsäure: essenziell in der Schwangerschaft

Folsäure wird auch zu den B-Vitaminen gezählt. Sie ist für die Blutbildung wichtig. Der Körper kann Folsäure nicht selbst herstellen. Der tägliche Bedarf eines Erwachsenen beträgt etwa 300 Mikrogramm, Schwangere sollten 550 Mikrogramm zu sich nehmen. Wichtig ist die vorbeugende Einnahme von Folsäure für Frauen, die schwanger werden wollen, da Folsäure kindliche Geburtsdefekte (Neuralrohrdefekte = offener Rücken) verhindern kann. Ein Mangel an Folsäure ist selten, kann aber bei sehr einseitiger Ernährung, Alkoholmissbrauch und unter der Einnahme von Medikamenten gegen Epilepsie und des Rheumamedikaments Methotrexat entstehen. Ein vermehrter Folsäurebedarf kann bei Blutarmut durch starke oder zu häufige Regelblutungen entstehen.

Welche Lebensmittel liefern viel Folsäure?

Das Supervitamin ist in vielen Gemüse- und Obstsorten, Nüssen und Getreide enthalten. Der Spitzenreiter unter den Hülsenfrüchten ist die Kichererbse mit 340 Mikrogramm pro 100 Gramm, unter den Früchten die Sauerkirsche mit einem Gehalt von 75 Mikrogramm pro 100 Gramm.

Nützen Omega-3-Fettsäuren dem Immunsystem?

Für Omega-3-Fettsäuren ist eine positive Wirkung auf das Herz belegt. Sie sind besonders in fettreichem Seefisch und in Leinöl vorhanden. In experimentellen Untersuchungen gibt es Hinweise darauf, dass sie einen Einfluss auf entzündliche Vorgänge haben könnten. Die Europäischen Gesundheitsbehörden sehen im Konsum von Omega-3-Fettsäuren aber keinen positiven Nutzen für das Immunsystem (Health Claim Verordnung), da am Menschen bis jetzt kein positiver Effekt nachgewiesen werden konnte.

Bringt eine glutenfreie Ernährung Vorteile?

Der Trend kam aus den USA und findet auch hierzulande immer mehr Anhänger. Ob diese Diät für Sie als Hashimoto-Patient sinnvoll ist, erkläre ich Ihnen hier.

In Deutschland leiden etwa 2 % der Bevölkerung an Zöliakie und etwa 1 % an einer Weizenallergie oder -sensitivität (Seite 76). Nur Menschen mit Zöliakie müssen eine glutenfreie Diät einhalten. Bei Verdacht auf eine Weizenempfindlichkeit kann ein Versuch mit einer weizen- oder glutenarmen Diät gemacht werden, um festzustellen, ob sich die Beschwerden bessern. Wenn Sie zu den Hashimoto-Patienten gehören, die an einer dieser Störungen leiden, sollten

Die wichtigsten glutenhaltigen und glutenfreien Nahrungsmittel

Glutenhaltige Lebensmittel	Glutenfreie Lebensmittel
Weizen	Mais, Soja
Dinkel	Tapioka (aus Maniokwurzel hergestellte Stärke)
Gerste	Buchweizen, Hirse, Sorghum
Roggen	Amarant (Fuchsschwanz)
Triticale (Kreuzung aus Weizen und Roggen)	Quinoa, Chiasamen
Kamut (alte Sorte des Sommerweizens)	Lupine
Hafer	Reis, Wildreis
Hartweizen	Kartoffeln, Süßkartoffeln
Grieß	Gemüse, Früchte
Graupen	Fleisch
Couscous, Bulgur	Meeresfrüchte
Malz	Eier, Milchprodukte

Sie auf Weizen und andere glutenhaltige Nahrungsmittel verzichten.

Das ist nicht immer einfach, denn in vielen Fertigprodukten werden glutenhaltige Lebensmittel verarbeitet, so z. B. in Pizza, Fischstäbchen, Ketchup und vielen mehr. Es ist also wichtig, dass Sie sich gut informieren, bevor Sie Fertigprodukte konsumieren. Lesen Sie genau auf den Etiketten nach, ob Zusätze vorhanden sind, die Gluten enthalten (z. B. Malz).

Quinoa und Chiasamen: wirklich so super?

Quinoa und Chiasamen sind glutenfrei und werden als Superfood gepriesen. Quinoa ist eine Art Getreide aus Südamerika und kann eine sinnvolle Ernährung für Menschen mit Zöliakie sein. Es hat einen hohen Gehalt an Aminosäuren und den gesunden ungesättigten Fettsäuren. Für Veganer ist es eine gute Eiweißquelle. Die Pflanze ist aber mit bis zu 400 Kilokalorien pro 100 Gramm auch sehr energiereich. Für gesunde Menschen gibt es keinen Grund, auf Quinoa umzustellen, gesunde lokale Produkte sind genauso förderlich.

Bei Patienten mit Darmerkrankungen und sehr kleinen Kindern sollte man mit Quinoa vorsichtig sein. Die Schale enthält Saponine. Diese Stoffe schützen die Pflanze vor Schädlingen und können beim Menschen zu gesundheitlichen Problemen führen. Die geschälten Samen sollte man vor der Zubereitung waschen.

Chia ist ein Pseudogetreide aus Mittel- und Südamerika. Die Körner sind fettreich (bis 38 %) und haben einen hohen Eiweißanteil (20 %). Der Kohlenhydratanteil liegt bei 40 %. Für Menschen mit einer Zöliakie sind sie ein geeigneter Ersatz für glutenhaltige Produkte. Ein günstiger Effekt auf die allgemeine Gesundheit wurde jedoch noch nicht nachgewiesen. Die Europäische Behörde für Ernährungssicherheit rät, die tägliche Zufuhr auf 15 Gramm (2 Esslöffel) zu begrenzen. Für alle, die Nahrungsmittel mit einem ähnlichen Gehalt an Proteinen, ungesättigten Fettsäuren und Mineralstoffen suchen, gibt es heimische Alternativen, etwa Leinsamen.

Quinoa und Chiasamen haben allerdings ein Nachhaltigkeitsproblem. Fast die gesamte Quinoa-Weltproduktion wird in ärmeren Ländern wie Peru, Bolivien und Ecuador produziert. Durch den Aufkauf großer Mengen in den westlichen Ländern ist der Preis in den Herstellungsländern stark gestiegen, sodass sich die Bevölkerung das Lebensmittel oft nicht mehr leisten kann. Durch die Ausweitung der Anbauflächen werden die dortigen Ökosysteme geschädigt. Zusätzlich müssen Quinoa und Chiasamen viele Tausend Kilometer in unsere Geschäfte zurücklegen. Außerdem scheinen selbst bei Bioprodukten Pestizide und Mineraldünger eingesetzt zu werden.

Sollte man auf Gluten oder Weizen verzichten?

Die meisten Menschen vertragen Weizen. Eine glutenfreie Ernährung für alle ist weder sinnvoll noch empfehlenswert. Sie kann sogar schädliche Folgen haben. Eine Untersuchung mit den Daten von 110.000 US-Bürgern über einen Zeitraum von 15 Jahren zeigt, dass eine glutenfreie Diät keine Vorteile für die Herzgesundheit bringt. Zudem haben Getreideprodukte viele Vorteile: B-Vitamine schützen das Herz, Ballaststoffe sind gut für die Darmgesundheit und Vollkornprodukte mit ihren komplexen Kohlenhydraten werden im Darm langsam aufgeschlossen. Dadurch steigt der Blutzuckerspiegel langsamer an als bei einfachen Kohlenhydraten, wie z. B. Zucker. Schränkt man die Auswahl an Lebensmitteln ein, wird die Vielfalt der Darmflora verhindert. Dies kann sich auf das Immunsystem und den Stoffwechsel auswirken.

Auch wenn in einer Familie eine Person an Zöliakie leidet, können die anderen Getreideprodukte essen. Es ist nicht zu empfehlen, Kinder mit einer Hashimoto-Thyreoiditis oder familiären Belastung dafür vorbeugend glutenfrei zu ernähren. Es gibt keinerlei wissenschaftlichen Hinweise, dass dies Erkrankungen vorbeugen kann, führt jedoch bei den Kindern schnell zu einem »Außenseiterdasein«, da sie vieles nicht mehr essen dürfen, und zu dem Gefühl, »krank« zu sein.

Was ist dran am Leaky-Gut-Syndrom?

Unter dem Syndrom des »durchlässigen Darms« (engl. leaky gut) wird eine Störung der natürlichen Barriere zwischen Darm und Blutbahn verstanden. Die Verfechter der These des Leaky-Gut-Syndroms glauben, dass durch eine Störung der Darmwand Bakterien, Viren, Nahrungspartikel und allergieauslösende Stoffe in die Blutbahn gelangen. Die Störung führe dann durch eine Aktivierung des Immunsystems zu den unterschiedlichsten Erkrankungen wie Rheuma, Morbus Parkinson, chronischem Müdigkeitssyndrom, Autismus, allen Autoimmunerkrankungen, Herzkrankheiten, Migräne, Kopfschmerzen, Psoriasis (Schuppenflechte), Neurodermitis und vielen anderen.

Magen-Darm-Spezialisten, Pflegepersonal und Intensivmediziner kennen die Probleme, die ein durchlässiger Darm (Beispiel: Cholera) verursachen kann. Auch die Minderdurchblutung des Darms bei Erkrankungen mit Schockzustand geht mit einem »leaky gut« einher. Wenn die Patienten ihre Erkrankung überleben, kommt es aber zu einer Ausheilung des Darms und zu einer Wiederbesiedlung der Darmschleimhaut mit einer natürlichen Darmflora. Die Patienten entwickeln keine der dem Leaky-Gut-Syndrom zugeschriebenen Erkrankungen. Das Immunsystem hat sich im Laufe der Menschheitsentwicklung darauf eingestellt, eine Abwehr gegen Eindringlinge in das Blutsystem aufzubauen. Unabhängig davon gibt es natürlich Erkrankungen, die durch eine Interaktion zwischen Umwelt und Körper entstehen können. Dazu zählen Allergien und auch die Zöliakie. Bestimmte Lebensmittel von vornherein zu meiden führt jedoch nicht dazu, dass sich diese Erkrankungen nicht entwickeln können. Ein typisches Beispiel hierfür ist das allergische Asthma bronchiale. Je sauberer die Spielumgebung von Kindern ist, desto mehr Kinder entwickeln eine Asthmaerkrankung.

Die von Unterstützern der Leaky-Gut-These angeführte Tatsache, dass es Menschen mit Bauch- und Allgemeinbeschwerden nach Einhaltung einer sich nur langsam aufbauenden Diät besser geht, ist für fast alle Menschen richtig. Allein die Tatsache, dass »man sich um seine Gesundheit kümmert« und sich bewusst schont, ist schon der halbe Weg der Gesundung. Dies hat freilich nichts mit einem durchlässigen Darm zu tun.

Patientenbericht

Regine L., 55 Jahre

»*Ich denke an meinen Hashimoto nur, wenn ich morgens meine Tablette schlucke. Bis ich vor Kurzem ein Buch über die alternative Behandlung von Autoimmunerkrankungen las. Gelegentlich habe auch ich das, was dort beschrieben wird: Infektionen, Muskel- oder Gelenkschmerzen, Müdigkeit … Viele Lebensmittel, die ich esse, werden von den Autoren verdächtigt, krank zu machen. Ich bin schlank und bewege mich viel. Ich ernähre mich bewusst und abwechslungsreich und esse mit Lust. Mich setzen solche Texte unter Druck. Sie machen aus gelegentlichem Unwohlsein Krankheit und drängen mich zu komplizierten Diäten. Sie vermitteln mir, dass meine Ernährung schädlich sein muss, denn sonst hätte ich ja keine Autoimmunerkrankung! Das tut mir nicht gut. Denn ich weiß, dass die Krankheit bei mir in der Familie liegt.*«

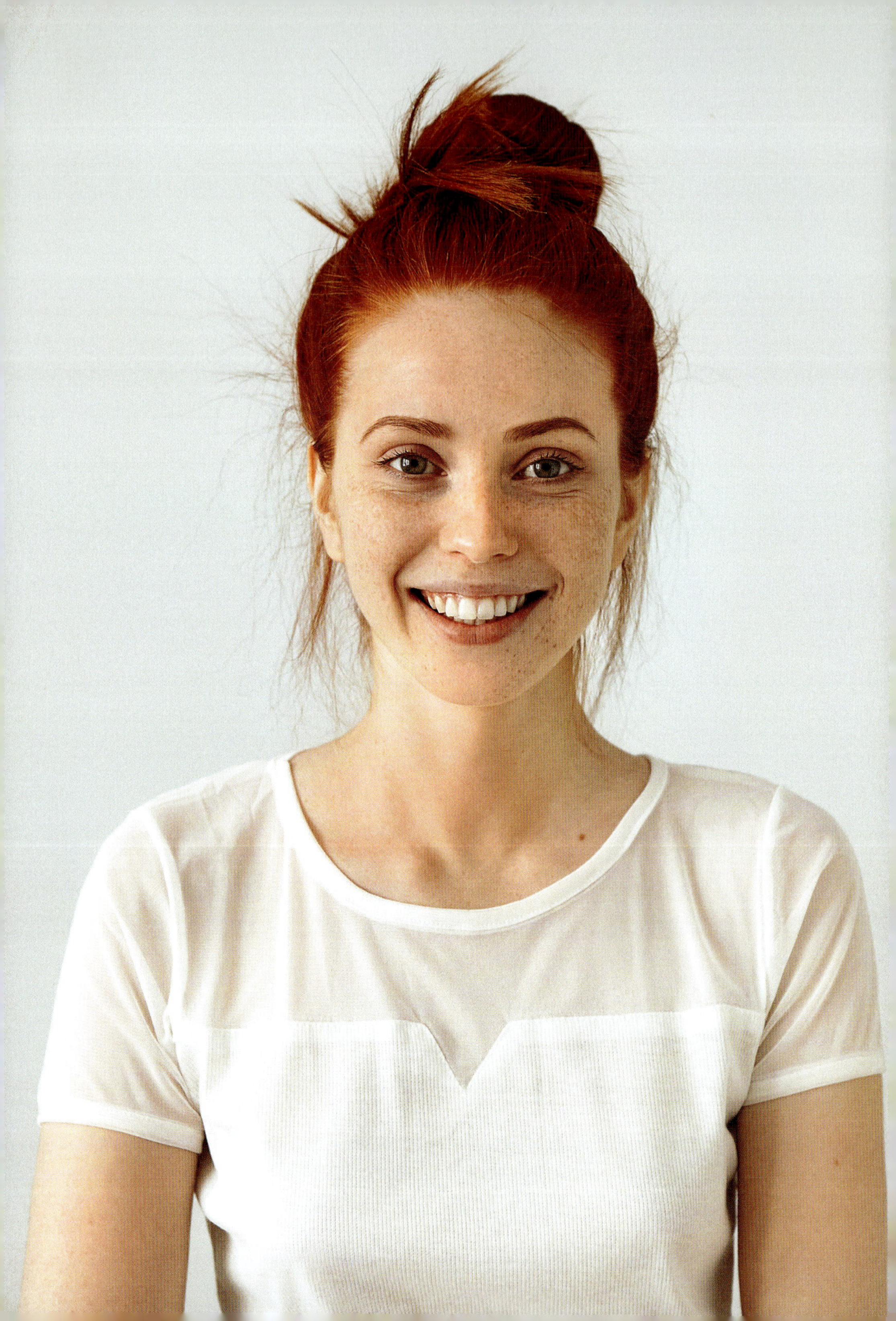

Gut leben mit Hashimoto

Hashimoto in speziellen Lebensphasen

Die Hashimoto-Thyreoiditis bricht oft in hormonellen Umbruchphasen aus wie der Pubertät, der Schwangerschaft oder den Wechseljahren. Auch Stress wirkt sich aus.

Wie bei gesunden Erwachsenen finden sich auch bei Kindern z.T. erhöhte Antikörperwerte ohne Nachweis einer Hashimoto-Erkrankung. Vor der Pubertät sind etwa genauso viele Jungen wie Mädchen betroffen.

Hashimoto bei Kindern und Jugendlichen

Mit der Pubertät kommt es dann unter dem Einfluss des weiblichen Geschlechtshormons dazu, dass bei den neu erkrankten Kindern die Zahl der Mädchen überwiegt. Eine Untersuchung von 142 Kindern der Kinderklinik der Otto-von-Guericke-Universität Magdeburg zeigte ein Verhältnis von 6,5 Mädchen zu einem Jungen bei der Erkrankung.

Ullrich-Turner-Syndrom und Down-Syndrom

Es gibt einige angeborene Erkrankungen, bei denen eine Hashimoto-Thyreoiditis etwas häufiger auftritt. Bei Mädchen mit einem Ullrich-Turner-Syndrom fehlt ein X-Chromosom. Normalerweise haben Frauen zwei X-Chromosomen. Mädchen und Frauen mit dem Ullrich-Turner-Syndrom haben keine spontane Regelblutung und haben ein deutlich höheres Risiko, im Lauf des Lebens eine Hashimoto-Thyreoiditis zu entwickeln.

Eine der häufigsten angeborenen chromosomalen Veränderungen ist das Down-Syndrom. Hier liegen vom Chromosom mit der Nummer 23 entweder ein ganzes zusätzliches Chromosom oder Teile davon zusätzlich vor. Die Folge kann eine Reihe von körperlichen Symptomen und Folgeerkrankungen sowie eine Lern- und Entwicklungsbehinderung sein.

Mehr als 30 % der Kinder mit Down-Syndrom entwickeln im Lauf des Lebens eine Hashimoto-Thyreoiditis. Auffällig ist, dass bei Kindern mit Down-Syndrom das Verhältnis von erkrankten Mädchen und Jungen fast gleich ist, während bei Kindern ohne Down-Syndrom 6–10-mal mehr Mädchen von der Erkrankung betroffen sind. Bei Kindern mit Down-Syndrom tritt die Hashimoto-Thyreoiditis in etwa zwei Dritteln der Fälle vor dem Pubertätsbeginn auf, während die Erkrankung bei den anderen Kindern nur bei einem Drittel vor dem Pubertätsbeginn startet. Die Höhe der Antikörperwerte scheint bei Kindern mit Down-Syndrom im Durchschnitt niedriger zu sein. Die Ursachen hierfür sind unklar.

Symptome bei Kindern und Jugendlichen

Kinder können andere Symptome als Erwachsene entwickeln. Auffällig ist oft, dass viele Kinder auch bei bereits deutlicher Schilddrüsenunterfunktion kaum Symptome haben und diese auch auf besonderes Nachfragen nicht berichten. Nur 20–40 % der Kinder mit Hashimoto-Thyreoiditis entwickeln überhaupt Symptome. Ferner fällt auf, dass bei Kindern und Jugendlichen die Hashimoto-Thyreoiditis wesentlich häufiger als bei Erwachsenen mit einer Vergrößerung der Schilddrüse einhergeht.

Am häufigsten treten diese Symptome auf:

- Schilddrüsenvergrößerung
- Wachstumsverzögerung
- Verstopfung
- Haarausfall
- Müdigkeit, Lustlosigkeit, Muskelschwäche
- Kälteempfindlichkeit
- Gewichtszunahme
- Konzentrationsstörungen, Verschlechterung der schulischen Leistungen
- langsamer Pulsschlag
- ausbleibende Regelblutung bei Mädchen
- verzögerter Pubertätseintritt

Während bei Erwachsenen die Unterfunktion der Schilddrüse bereits sehr häufig zusammen mit der Diagnosestellung der Hashimoto-Thyreoiditis vorhanden ist, ist dies bei Kindern anders. Eine italienische Arbeitsgruppe konnte zeigen, dass von etwas mehr als 600 Kindern mit einer Hashimoto-Thyreoiditis 52,1 % eine normale Schilddrüsenfunktion bei der Diagnosestellung hatten. 41,4 % hatten eine leichte (latente) Unterfunktion oder auch eine stärkere Unterfunktion und 6,5 % der Kinder erlebten den Beginn der Erkrankung mit einer Überfunktion. Die Kinder, die zum Zeitpunkt der Diagnose bereits eine Funktionsstörung der Schilddrüse hatten, waren mit 10,5 Jahren etwa ein Jahr jünger als die Kinder, die bei der Diagnose noch eine normale Schilddrüsenfunktion hatten.

Kinderwunsch, Schwangerschaft und Wechseljahre

Frauen mit bisher unerfülltem Kinderwunsch werden von ihrer Frauenärztin oder ihrem Frauenarzt meist in spezialisierten Zentren mit Hormonen behandelt, um fruchtbar zu werden.

Was bei einer Fruchtbarkeitsbehandlung zu beachten ist

Diese Frauen erhalten häufig die Empfehlung, dass ihr TSH-Wert bei 1,0 mU/l liegen sollte. Viele Frauen (und Ärzte) sind dann nach einiger Zeit etwas verzweifelt, weil trotz Dosisanpassung immer wieder andere TSH-Werte gemessen werden. Denn es ist fast unmöglich, den TSH-Wert (Seite 62) nahezu exakt auf einen bestimmten Wert einzustellen.

Die Empfehlung, den TSH-Wert bei etwa 1,0 mU/l zu halten, resultierte aus einer rückblickenden Beobachtung von Frauen mit erhöhten Antikörperwerten. Bei ihnen war die höchste Wahrscheinlichkeit eines Schwangerschaftseintritts gegeben, wenn die TSH-Werte nahe 1,0 mU/l betrugen. Eine neue amerikanische Untersuchung zeigte allerdings andererseits, dass die Wahrscheinlichkeit für eine Schwangerschaft für Frauen mit TSH-Werten über 2,5 mU/l genauso hoch war wie bei Frauen mit einem TSH-Wert unter 2,5 mU/l.

Die aktuell beste Empfehlung ist also, die TSH-Werte im niedrigen Normalbereich (also unter 2,5 mU/l) zu halten, ohne dass übertrieben versucht wird, einen Wert von 1,0 mU/l anzustreben. Für Frauen unter Fruchtbarkeitsbehandlung gilt natürlich auch die Empfehlung, dass sie Folsäure und Jod einnehmen sollen (Seite 98).

Polyzystisches Ovarsyndrom (PCO-Syndrom)

Frauen mit dem Syndrom der polyzystischen Ovarien haben auch gelegentlich Schwierigkeiten, schwanger zu werden, und sie haben etwas häufiger eine Hashimoto-Thyreoiditis als Frauen ohne PCO-Syndrom. Diese meist bei jungen Frauen auftretende Störung geht einher mit Regelblutungsstörungen, einer Erhöhung der männlichen Hormone, einer bauchbetonten Gewichtszunahme und einem schlechten Ansprechen auf das körpereigene Insulin. Diese sogenannte Insulinresistenz führt oft zu Heißhunger, der die Gewichtszunahme begünstigt. Viele kleine Zysten an den Eierstöcken haben der Erkrankung ihren Namen gegeben, sind aber für die Diagnose nicht zwangsmäßig notwendig. Die Erhöhung der männlichen Hormone führt zu einer vermehrten Behaarung vom männlichen Typ und begünstigt die Entstehung von Akne. Frauen mit dem Syndrom der polyzystischen Ovarien sollten also ihren Frauenarzt bei Symptomen der Unterfunktion auf eine zusätzliche Bestimmung der Schilddrüsenwerte ansprechen.

Eine gute Schwangerschaft mit Hashimoto

Fast alle Frauen mit Hashimoto-Thyreoiditis können gesunde Kinder gebären! Einige Dinge sollten allerdings beachtet werden. Wie für alle Frauen mit Kinderwunsch sollte das Risiko für Fruchtschäden von vorneherein niedrig gehalten werden. Dazu zählt die Einnahme von Folsäure und Jod bereits vor Schwangerschaftseintritt. Die Folsäure verhindert Fehlbildungen des Rückens und des Rückenmarks (offener Rücken oder lat. Spina bifida). Das Jod beugt kindlichen Entwicklungsstörungen vor und ist besonders für die geistige Entwicklung der Kinder wichtig. Es sind mehrere Präparate im Handel, die Folsäure und Jod bereits in der richtigen Dosis für Frauen mit Kinderwunsch enthalten. Die Joddosis sollte 150–200 Mikrogramm betragen. Jod in dieser Dosierung ist auch für die Schwangere mit Hashimoto-Thyreoiditis unschädlich und hat einen hohen Nutzen für das Kind.

Es ist wichtig, dass die Stoffwechsellage weitgehend stabil ist. Die TSH-Werte sollten im unteren Normalbereich liegen. Dadurch ist es eher unwahrscheinlich, dass die TSH-Werte mit Beginn der Schwangerschaft stark über den Normalwert ansteigen, denn bereits in der frühen Schwangerschaft steigt der Bedarf an Schilddrüsenhormon. Obwohl hierüber keine vollkommene Klarheit besteht, werden TSH-Werte bei Schwangerschaftsbeginn unter 2,5 mU/l angestrebt. Tritt die Schwangerschaft bei höheren TSH-Werten ein, ist dies aber kein Problem! Dem Organismus der Frau ging es gut, sonst wäre es gar nicht zu einer Schwangerschaft gekommen. Es ist dann immer noch Zeit, die Schilddrüsenhormondosis anzupassen.

Sobald sie schwanger sind, erhöht sich für viele Frauen der Bedarf an Schilddrüsenhormon. Der Zusatzbedarf kann die Hälfte der bisher eingenommenen Dosis übersteigen. Nach Eintritt der Schwangerschaft sollte daher der TSH-Wert gemessen werden und falls nötig muss die Schilddrüsenhormondosis korrigiert werden. In der 8.–12. Schwangerschaftswoche kommt es durch das Schwangerschaftshormon hCG (humanes Choriongonadotropin) zu niedrigeren

TSH-Werten, da es an der Schilddrüse ähnliche Wirkungen wie TSH hat. Kurzzeitig kann sogar der Wert für freies T4 über die Norm ansteigen. Die Laborkonstellation ist nicht behandlungsbedürftig und normalisiert sich im Verlauf der Schwangerschaft, da der hCG-Spiegel im Blut dann wieder etwas abfällt.

Frauen mit deutlich erhöhten Antikörpern, die bisher kein Schilddrüsenhormon einnehmen müssen, haben ein deutlich erhöhtes Risiko, dass es im Verlauf der Schwangerschaft, aber besonders in den ersten 9–12 Monaten nach der Geburt zu einer Funktionsstörung der Schilddrüse kommt (Seite 121).

Für Frauen mit einer behandelten Unterfunktion der Schilddrüse werden in den ersten 3 Monaten der Schwangerschaft TSH-Werte zwischen 0,1 und 2,5 mU/l angestrebt, im zweiten Schwangerschaftsdrittel Werte zwischen 0,2 und 3,0 mU/l und im dritten Schwangerschaftsdrittel dann Werte zwischen 0,3 und 3,0 mU/l. Liegen die bei einer Frau mit Hashimoto-Thyreoiditis gemessenen Werte einmal nicht in diesem Bereich, bedeutet dies aber keinesfalls, dass eine schlechte Einstellung oder eine Gefahr für das Kind besteht.

Patientenbericht

Verena G., 32 Jahre

» Meine Eltern sind beide mit einer Schilddrüsenerkrankung belastet. Deshalb ging auch ich, obwohl ich keinerlei typische Symptome aufwies, im Oktober 2013 zu einem Endokrinologen. Seine Diagnose war »Autoimmunthyreoiditis«, d.h., mein Körper produziert Antikörper, die die Schilddrüse nach und nach zerstören. Damals hegten mein Mann und ich einen Kinderwunsch und die Nachricht der Ärzte, dass meine Erkrankung die Möglichkeit, schwanger zu werden, erschweren und auch ein Fehlgeburtsrisiko erhöhen könnte, beunruhigte uns sehr. Ich bekam ab diesem Zeitpunkt ein Folsäurepräparat mit Jod verordnet.

Trotz der Aussagen der Ärzte wurde ich im Dezember 2013 schwanger. Ich hatte eine völlig unkomplizierte Schwangerschaft und habe im September 2014 einen gesunden Jungen zur Welt gebracht. Nach der Geburt, vor allem während der Stillzeit, nahm ich weiterhin das Folsäurepräparat mit Jod. Meine Schilddrüsenstoffwechsellage war damals gut ausgeglichen und es zeigten sich weiterhin keine Symptome der Autoimmunthyreoiditis.

Jetzt, im Jahr 2016, bin ich wieder schwanger und habe erneut Monate vorher mit der Einnahme des Folsäurepräparats mit Jod begonnen. Allerdings stellte meine Frauenärztin nun mit 3,9 µU/ml einen etwas erhöhten TSH-Wert fest und verordnete mir deshalb ein leichtes Schilddrüsenhormon. Ich fühle mich gut und bin laut Aussage der Ärzte sehr gut eingestellt. Meine Schilddrüse lasse ich in Abständen von wenigen Wochen untersuchen und die Werte kontrollieren. Mit der regelmäßigen Kontrolle und richtigen Medikation ist das Schwanger-Werden und -Bleiben mit Hashimoto-Thyreoiditis meiner Erfahrung nach kein Problem. «

Schilddrüsenentzündung nach der Entbindung

Nach der Entbindung muss bei 5–9 % der Mütter damit gerechnet werden, dass sich vorübergehend oder dauerhaft eine Funktionsstörung der Schilddrüse einstellt. Besonders gefährdet sind Frauen, bei denen zuvor bereits deutliche Erhöhungen der Antikörper nachgewiesen wurden. Frauen, die schon an einer behandlungsbedürftigen Unterfunktion leiden, sind hiervon nicht betroffen. Bei ihnen kann sich der Bedarf der notwendigen Schilddrüsenhormonmenge in der Schwangerschaft und nach der Geburt von Kindern ändern, weshalb die Werte kontrolliert und Anpassungen durchgeführt werden sollten (Seite 119). Zu größeren Problemen kommt es aber bei den Frauen, die vor der Schwangerschaft noch eine normale Schilddrüsenfunktion hatten.

Über einen Zeitraum von wenigen Wochen bis zu einem Jahr nach der Entbindung kann es durch eine Aktivierung des Immunsystems zur sogenannten Postpartumthyreoiditis (lat. post partum = nach der Geburt) kommen. Dabei können sowohl eine Überfunktion wie auch eine Unterfunktion auftreten.

Typische Merkmale sind:

- nächtliche Schlaflosigkeit
- innere Unruhe
- Erschöpfung
- allgemeine körperliche Schwäche
- depressive Verstimmungen
- Gewichtsveränderungen

Sowohl bei Über- wie auch bei Unterfunktion werden die Symptome jedoch vielfach gar nicht mit der Schilddrüse in Zusammenhang gebracht. Gerade bei Frauen, die ihr erstes Kind geboren haben, werden die Beschwerden oft mit der neuen Lebenssituation erklärt. Häufig warten die Frauen selbst sehr lange, bis sie zum Arzt gehen.

Gründe der Überreaktion Bei den betroffenen Frauen besteht meist eine erbliche Bereitschaft für Autoimmunerkrankungen. Nicht selten finden sich Verwandte mit Hashimoto-Thyreoiditis oder Morbus Basedow. Frauen, bei denen vor der Geburt erhöhte Antikörper bei völlig normaler Schilddrüsenfunktion gemessen wurden, haben ein mehrfach höheres Risiko, eine Funktionsstörung nach der Geburt zu entwickeln.

Während der Schwangerschaft ist das Immunsystem der Frau etwas weniger stark aktiv. Dies ist notwendig, damit es nicht zu Abstoßungsreaktion des im Mutterleib heranwachsenden Kindes kommt. Hier sind ja für den mütterlichen Körper sozusagen auch fremde Strukturen vorhanden: Väterliche Erbmerkmale mischen sich mit den mütterlichen. Mit zunehmender Schwangerschaftsdauer wird das Immunsystem der Mutter immer weiter »heruntergefahren«, um den Fetus nicht zu gefährden. Dies wirkt sich bei Frauen mit bestimmten Erkrankungen sehr positiv aus. Rheumaerkrankungen oder die Schilddrüsenüberfunktion vom Typ Morbus Basedow werden im Verlauf der Schwangerschaft oft sehr viel besser, sodass viele Medikamente bei ihnen in der Schwangerschaft reduziert oder abgesetzt werden können.

Nach der Geburt der Kinder reaktiviert sich das Immunsystem aber wieder. Die Gedächtniszellen des Immunsystems erinnern sich an die Krankheit oder die zuvor vorhandene Immunreaktion. Bei manchen Frauen geschieht dieses Wiedererwachen des Immunsystems auch etwas überschießend, sodass jetzt eine Funktionsstörung der Schilddrüse auftreten kann. Zuvor vorhandene Rheumaerkrankungen oder der Morbus Basedow können wieder aktiv werden.

Verlauf Wenn diese Aktivierung des Immunsystems sehr schnell beginnt, kann es zu einer Überfunktion der Schilddrüse kommen. Die Ursache hierfür liegt in einer entzündlichen Zerstörung von Schilddrüsenzellen. Aus diesen Zellen wird dann das gespeicherte Schilddrüsenhormon unkontrolliert in die Blutbahn freigesetzt. Die Überfunktion hält meist 4–8 Wochen an, bis das freigesetzte Hormon aus der Blutbahn verbraucht ist. Es kommt in der Schilddrüse nicht zu einer vermehrten Produktion von Schilddrüsenhormon. Behandelt wird die Überfunktion in dieser Krankheitsphase daher nur mit Medikamenten, die die Symptome abmildern. Dies sind meist Betablocker, die zu einer Verlangsamung des Pulses und zu einer inneren Beruhigung beitragen. Die Behandlung mit Medikamenten, die die Produktion von Schilddrüsenhormon blockieren (Thyreostatika), ist in dieser Situation nicht richtig, da die Schilddrüse durch die Entzündungsreaktion ja ohnehin nicht richtig funktioniert. Eine solche Behandlung würde die Entwicklung einer Unterfunktion verstärken.

Patientenbericht

Annika N., 29 Jahre

» *Meine erste Schwangerschaft verlief ohne Komplikationen und wir wurden glückliche Eltern einer Tochter. Ich habe voll gestillt und war am Anfang auch ziemlich müde, da ich nachts manchmal 3–4-mal aufstehen musste, weil das Kind Hunger hatte. Doch nach 2 Monaten ging es mir immer schlechter. Ich war total müde, konnte aber nicht richtig schlafen. Schon bei kleinen Anstrengungen kam ich aus der Puste und ich bekam einen total schnellen Herzschlag. Nach der Schwangerschaft nahm ich sehr schnell ab und wog dann sogar weniger als davor. Weil ich so erschöpft und müde war, musste ich mich immer wieder ausruhen und hatte ein schlechtes Gewissen, weil ich mich nicht den ganzen Tag um mein Kind kümmern konnte. Meine Stimmung war sehr schlecht und meine Freundin meinte, ich könne eine Wochenbettdepression haben. Meine Hebamme glaubte aber, dass es vielleicht an der Schilddrüse liege. Als der Hausarzt die Laborwerte gemessen hatte, stellte sich heraus, dass ich eine starke Überfunktion der Schilddrüse hatte. Die Antikörperwerte waren stark erhöht und ein Schilddrüsenspezialist diagnostizierte eine Autoimmunerkrankung der Schilddrüse. Er verordnete mir Betablocker. Damit wurde ich ruhiger, konnte besser schlafen und mein Puls wurde wieder normal. Nach einiger Zeit ging die Überfunktion in eine Unterfunktion über und ich musste mit der Einnahme von Schilddrüsenhormon starten. Nachdem mehrmals die Dosis angepasst wurde, geht es mir jetzt wieder gut und wir planen die nächste Schwangerschaft.* «

Bei einem günstigen Krankheitsverlauf kann sich die Schilddrüse nach dieser entzündlichen Phase mit Überfunktion auch wieder erholen und im Verlauf ist dann die Funktion der Schilddrüse normal. Gelegentlich kommt es nach der Überfunktion kurz für wenige Wochen zu einer leichten Unterfunktion, die sich aber auch wieder spontan bessern kann.

Falls Sie diesen Krankheitsverlauf hatten, haben Sie bei künftigen Schwangerschaften ein erhöhtes Risiko, dass die Störung wieder auftritt. Daher sollten Sie mit Ihren behandelnden Ärzten Kontrollen vereinbaren oder sich bei Symptomen schnell wieder untersuchen lassen. Da für Sie auch generell das Risiko erhöht ist, im Lauf des Lebens eine Schilddrüsenunterfunktion zu erleiden, ist eine jährliche Untersuchung des TSH-Wertes sinnvoll, um eine Störung rechtzeitig zu erkennen.

Bei Frauen, die anfangs nach der Geburt eine Überfunktion hatten, kann es zu einer vorübergehenden milden Unterfunktion kommen, die sich spontan bessert. Die Unterfunktion kann aber auch bleibend sein. Viele Frauen erleben die Phase der vorübergehenden Überfunktion nicht und bekommen direkt eine Funktionsstörung der Schilddrüse mit einer ungenügenden Hormonproduktion. Die Unterfunktion kann aber auch ohne die Phase der Überfunktion auftreten. Die Symptome können mild oder auch sehr stark ausgeprägt sein. Wichtig ist, die Unterfunktion zu erkennen. Bei Frauen, die an einer Wochenbettdepression leiden, sollte auf jeden Fall der TSH-Wert gemessen werden, damit eine gut behandelbare Funktionsstörung der Schilddrüse als Ursache der Depression nicht übersehen wird.

Gewichtszunahme nach der Entbindung und in den Wechseljahren

Nach der Geburt von Kindern fällt es einigen Frauen schwer, ihr ursprüngliches Körpergewicht von vor der Schwangerschaft wieder zu erreichen. Da dies auch Frauen betrifft, die entweder schon vor der Schwangerschaft eine Hashimoto-Thyreoiditis hatten oder die eine Hashimoto-Thyreoiditis erst in der Phase nach der Geburt entwickelt haben, kann dies natürlich mit der Schilddrüsenhormoneinstellung zu tun haben (Seite 121). Die Versorgung mit Schilddrüsenhormon muss dann nach den Erfordernissen auch etwas angepasst werden.

Die Schwangerschaft, die Geburt und die veränderten Lebensumstände sind jedoch auch oft an der schwierigeren Gewichtsabnahme beteiligt. Neben den hormonellen Veränderungen in Schwangerschaft und Stillzeit können Mütter von kleinen Kindern häufig aus Zeitgründen nicht mehr so viel Sport machen wie vor der Schwangerschaft. Dies ist häufig ein Grund dafür, dass es zu einem Missverhältnis zwischen gleichbleibender Kalorienzufuhr und einer verminderten Kalorienverbrennung kommt. Frauen, die vor der Schwangerschaft vollzeitig im Beruf tätig waren, hatten meist eine sehr geregelte Kalorienzufuhr. Kümmern sich die Frauen nach der Geburt zu Hause um die Kinder, ist die Kalorienzufuhr manchmal etwas höher, da wegen der Kinder mehr Mahlzeiten auf den Tisch kommen und die Mütter über den Tag verteilt unbewusst zu viele Kalorien zu sich nehmen. Neben der Hashimoto-Thyreoiditis und der Hormoneinstellung müssen also immer auch die Lebensumstände berücksichtigt werden, um die Gründe für eine Gewichtszunahme herauszufinden.

Bei vielen Frauen tritt die Hashimoto-Thyreoiditis etwa zeitgleich mit dem Beginn der Wechseljahre auf. Einen ursächlichen Zusammenhang hat dies allerdings nicht. Durch die Veränderungen, die das Klimakterium mit sich bringt, kann auch eine Zunahme des Körpergewichts begünstigt werden. Leider hat die Natur es so eingerichtet, dass Fettdepots mit zunehmendem Lebensalter eher bauchbetont angelegt werden. Diese Körpergewichtsveränderungen können also in diesem Lebensabschnitt nicht immer allein der Schilddrüsenhormonbehandlung zugeschrieben werden, sondern sind durch hormonelle Veränderungen im Sexualhormonhaushalt bedingt. Viele Frauen können beobachten, dass diese Veränderungen auch ihre Freundinnen in gleichem Lebensalter betreffen, die keine Hashimoto-Thyreoiditis haben.

Patientenbericht

Beate M., 54 Jahre

»*Nach den Wechseljahren nahm ich innerhalb von 5 Jahren etwa 6 Kilogramm zu. Ab Herbst letzten Jahres ging es dann aber los: Ständig stieg das Gewicht weiter. Ich bekam geschwollene Füße und die Schuhe passten nicht mehr. Erst habe ich gedacht, dass das vielleicht mit Krampfadern zu tun haben könnte. Ein Venenarzt fand aber heraus, dass die Blutgefäße in Ordnung sind. Als ich dann auch körperliche Belastungen nicht mehr so gut schaffen konnte und beim Treppensteigen nach drei Etagen schon ordentlich pusten musste, bin ich zum Hausarzt gegangen. Schon nach der ersten Blutabnahme sagte er mir, dass ich eine schwere Schilddrüsenunterfunktion hätte und dass er mir sofort Schilddrüsenhormone verschreiben müsse. Von der Schilddrüse und ihrer Funktion wusste ich bis dahin nichts. Bereits nach wenigen Tagen ging es mir viel besser. Ich konnte mich wieder gut belasten und ich fühlte mich allgemein wohler. Und übrigens: Mein Gewicht ist von allein wieder runtergegangen, wenn auch nicht ganz auf das Gewicht vor den Wechseljahren.* «

Hashimoto in belastenden Lebenssituationen

Sehr belastende Lebenssituationen wie beispielsweise der Tod eines Angehörigen, eine schwere Krankheit oder die Trennung vom Lebenspartner können Stress bedeuten. Morbus Basedow, ebenfalls eine Autoimmunerkrankung der Schilddrüse, kann durch solche Lebensereignisse bei entsprechender Erbanlage ausgelöst werden.

Für die Hashimoto-Thyreoiditis ist dies hingegen nicht so eindeutig wissenschaftlich bewiesen. Es gibt jedoch Hinweise, dass Stress an der Krankheitsauslösung durchaus mitbeteiligt sein könnte.

Der richtige Umgang mit Stress

Grundsätzlich sind Menschen mit einer guten und stabilen medikamentösen Einstellung bei Hashimoto-Erkrankung genauso stressresistent wie andere Menschen. Viele Menschen mit Hashimoto-Thyreoiditis, die eine hohe Stressbelastung haben, kommen damit gut zurecht. Wenn die Stoffwechsellage jedoch nicht gut eingestellt ist, können depressive Verstimmungen, Schlafstörungen oder innere Unruhe auftreten. Manchmal entwickeln sich Angststörungen oder ein Burn-out-Syndrom.

Es ist dann wichtig – neben einer guten hormonellen Einstellung –, Taktiken zu entwickeln, um Stress zu vermeiden, und sich den Alltag so einzurichten, dass Stress vermieden wird.

Stress vermeiden und abbauen

- Sorgen Sie für regelmäßige Bewegung (tägliches Spazierengehen) und Sport als Alltagsausgleich.
- Genießen Sie die Natur, das befreit den Geist.
- Erlernen Sie Entspannungstechniken wie Meditation, Yoga, autogenes Training oder progressive Muskelentspannung.
- Essen Sie bewusst und achten Sie auf gesunde Ernährung.
- Schlafen Sie ausreichend und meiden Sie zu helles Licht vor dem Einschlafen.
- Seien Sie auch mal »offline« und nehmen Sie sich Pausen von Handy, Computer und Fernseher.
- Führen Sie Gespräche mit Freunden.
- Lernen Sie, Wichtiges von Unwichtigem zu unterscheiden.

Kann Stress die Nebennierenfunktion erschöpfen?

Manchmal tritt eine Hashimoto-Thyreoiditis zusammen mit einer autoimmun bedingten Unterfunktion der Nebenniere (Morbus Addison (Seite 73)) auf. Die Nebenniere stellt Hormone her, die als »Stresshormone« bezeichnet werden. Dazu gehören das körpereigene Kortison – das Cortisol – und das Adrenalin. Adrenalin steigt in stressigen oder angstbeladenen Situationen sehr schnell an und fällt auch wieder schnell ab. Wir kennen dies, wenn bei Angstgefühlen plötzlich der Herzschlag rast und die Hände kalt werden. Das Cortisol bleibt oft länger erhöht messbar. Bei Krankheit steigt der Cortisolbedarf stark an, sodass die Patienten mit ausgefallener Nebennierenfunktion die Dosis ihrer Cortisoltabletten stark steigern müssen. Patienten mit depressiven Erkrankungen haben sehr oft chronisch erhöhte Cortisolspiegel. Dies ist aber nicht die Ursache der psychischen Erkrankung, sondern eine Folge. Sind wir chronisch gestresst, ist auch das normale Tagesprofil mit hohen Cortisolwerten am Morgen und sehr niedrigen Werten zu Mitternacht gestört. Probleme am Arbeitsplatz, private Probleme oder eben psychische Erkrankungen können solche Veränderungen des Cortisolhaushaltes auslösen.

Selbst dauerhafter Stress führt nicht zu einer Erschöpfung der Nebennierenfunktion. Wir haben auch in anstrengenden Situationen eine ausreichende Stresshormonversorgung zur Verfügung. Lediglich die Sexualhormone werden bei langfristigem starkem Stress aus Eigenschutz heruntergefahren. Alle anderen Hormonsysteme funktionieren normal.

Sinnvoller als die vielen angeblich das Hormonsystem unterstützenden Medikamente, »natürlichen« Hormonprodukte und Nahrungsergänzungsmittel ist eine gute Stressverarbeitung und dass man sich bei psychischen Problemen die Hilfe von Freunden und Verwandten holt. Bessert sich die Stressreaktion nicht, muss man auch professionelle Hilfe bei Beratungsdiensten, Psychologen oder Psychiatern in Anspruch nehmen. Als Lotse kann hier gut der Hausarzt dienen.

Von einigen »Heilern« werden Diäten und Darmreinigungen zur Wiederherstellung einer erschöpften Nebenniere vorgeschlagen. Dies ist wissenschaftlich nicht nachvollziehbar. Wenn stressentlastende Maßnahmen zur Verbesserung der Nebennierenfunktion empfohlen werden, so ist das natürlich für jeden Gestressten der richtige Ratschlag. Wenn wir den »Stress abschütteln« und uns ausruhen, geht es uns besser. An der Höhe der notwendigen Schilddrüsenhormondosis bei behandelter Schilddrüsenunterfunktion ändert dies jedoch in der Regel nichts.

Hashimoto im Alltag: häufige Fragen

Worauf gilt es im Alltag zu achten, wenn Sie Hashimoto haben? In meiner Praxis stellen mir Patienten immer wieder typische Fragen, die ich hier beantworten möchte.

Bestimmt treiben ähnliche Fragen auch Sie um. Für alle weiteren Fragen zu Ihrer individuellen Situation wenden Sie sich an Ihren behandelnden Arzt.

Kann die Erkrankung spontan heilen?

Bei Menschen, die lediglich eine Erhöhung der Antikörper ohne Funktionsstörung der Schilddrüse aufweisen, kommt es gelegentlich vor, dass sich die Antikörper wieder zurückbilden und keine Zeichen der Erkrankung mehr vorhanden sind. Auch milde Funktionsstörungen mit nur geringer TSH-Erhöhung haben eine Chance auf Besserung. Dies ist allerdings selten. Es sind keine Maßnahmen bekannt, die den Verlauf sicher günstig beeinflussen könnten. Studien mit Selen waren hier nicht erfolgreich. Es gibt ebenfalls keine Untersuchungen mit anderen Nahrungsergänzungsmitteln oder sogenannten Mikronährstoffen, die einen positiven Effekt auf die Funktionslage der Schilddrüse zeigten. Ob sich im Verlauf eine Unterfunktion der Schilddrüse einstellt, scheint wesentlich von Erbeinflüssen bestimmt und nicht beeinflussbar.

Löst sich meine Schilddrüse auf?

Der Verlauf der Hashimoto-Thyreoiditis ist sehr unterschiedlich. Bei einigen Menschen kommt es im Verlauf von Monaten bis Jahren tatsächlich zu einer Verkleinerung der Schilddrüse. Im Extremfall ist das Organ auch im Ultraschall fast nicht mehr nachweisbar. Die Konsequenz ist allerdings wie bei vielen Patienten die dauerhafte Einnahme von Schilddrüsenhormon. Es gibt keine Medikamente, Ernährungsstile oder alternativmedizinische Maßnahmen, mit denen ein solcher Verlauf verhindert werden kann. Bei den meisten Menschen mit Hashimoto-Thyreoiditis ist die Schilddrüse im Ultraschall noch gut zu erkennen, die Funktion ist aber in den meisten Fällen gestört.

Darf man Tabletten vor der Blutabnahme einnehmen?

Etwa 1–2 Stunden nach der Einnahme von Schilddrüsenhormontabletten können die Werte für T4 geringfügig über den Normalbereich ansteigen, da das Medikament dann gerade aus dem Darm in die Blutbahn transportiert wird. Damit diese Werte dann nicht fälschlich als Überfunktion interpretiert werden, ist es besser, die Tablette nicht vor der Blutabnahme zu nehmen. Der für die Interpretation der Stoffwechsellage viel wichtigere TSH-Wert wird von der Tabletteneinnahme vor der Blutabnahme aber nicht beeinflusst. Ärzten, die viele Patienten mit Schilddrüsenerkrankungen betreuen, ist es daher egal, ob der Patient die Tablette genommen hat oder nicht. Im Zweifel aber sollten Sie sie besser nicht einnehmen.

Was ist bei Reisen mit Zeitverschiebung zu tun?

Die Tabletteneinnahme kann auch bei einer Zeitverschiebung dem normalen heimatlichen Einnahmerhythmus folgen. Nehmen Sie die Tabletten zu Hause vor dem Frühstück nüchtern ein, sollten Sie dies nach einer Reise mit Zeitverschiebung auch am Urlaubsort tun. Das einmalige Auslassen oder ein etwas verkürzter Abstand zur letzten Tabletteneinnahme zu Hause stellen kein Problem dar.

Kann ich an die See reisen?

Nichts spricht gegen eine Reise an die See. Manche Menschen fühlen sich allerdings durch das Reizklima am Meer (Nord-, Ostsee) häufig gerade in den Anfangstagen müde und erschöpft. Dies hat aber nichts mit dem Jodgehalt der Luft zu tun. Die direkt am Meer etwas jodhaltigere Luft führt nicht zu nachweisbar veränderten Laborwerten. Menschen, die an der See wohnen, haben nicht häufiger Autoimmunerkrankungen der Schilddrüse als andere Menschen.

Darf ich Seefisch essen?

Ja. Die im Seefisch enthaltenen Jodmengen führen nicht zu einer Verschlechterung der Erkrankung und können auch keine Hashimoto-Thyreoiditis auslösen. Lediglich der regelmäßige Konsum von Algen mit sehr hohem Jodgehalt wäre in der Lage, die Schilddrüsenwerte zu beeinflussen. Dies würde aber natürlich nur auf Menschen mit Hashimoto-Thyreoiditis zutreffen, deren Schilddrüse noch selbst Hormone produziert. Arbeitet die Schilddrüse nicht mehr (Schilddrüsenhormonbehandlung als Hormonersatz notwendig), dann kann auch eine höhere Jodzufuhr keinen weiteren Schaden anrichten, da im Körper nur die Schilddrüse Jod verarbeitet.

Patientenbericht

Richard I., 42 Jahre

»*Seit über 20 Jahren weiß ich schon, dass ich eine Hashimoto-Krankheit habe. Das wurde mal zufällig entdeckt, als an meinem Arbeitsplatz eine Reihenuntersuchung mit Schilddrüsen-Ultraschall gemacht wurde. Ich hatte überhaupt keine Beschwerden. Es wurden aber im Ultraschall zwei Knoten und eine Zyste gefunden. Der untersuchende Arzt meinte, die sähen völlig harmlos aus, aber die übrige Schilddrüse könne vielleicht eine Autoimmunstörung haben, ich solle doch mal zum Hausarzt gehen. Der hat dann die Antikörper gemessen. Die waren stark erhöht, aber der TSH-Wert war normal. Seither lasse ich einmal im Jahr die Schilddrüsenknoten im Ultraschall nachschauen. Es hat sich in all den Jahren gar nichts verändert. Meine Schilddrüse arbeitet immer noch völlig normal und ich hoffe, dass das auch den Rest meines Lebens so bleibt. Ich habe aber gelesen, dass ich wegen der erhöhten Antikörperwerte ein etwas höheres Risiko für eine Unterfunktion habe. Da lasse ich besser einmal im Jahr die Werte kontrollieren.*«

Was soll ich bei erhöhten Antikörpern tun?

Wurden im Labor zufällig erhöhte Werte für die Schilddrüsenantikörper (TPO-, TG-Antikörper) gemessen, so sollte auf jeden Fall auch der TSH-Wert gemessen werden. Befindet sich dieser im Normalbereich, ist zunächst keine weitere Maßnahme erforderlich. Etwa 5–7 % der Normalbevölkerung haben nachweisbare Antikörper, ohne krank zu sein. Menschen mit erhöhten Antikörpern haben aber ein leicht erhöhtes Risiko, im Verlauf ihres Lebens eine Schilddrüsenunterfunktion zu entwickeln. Wenn später im Leben typische Beschwerden wie bei einer Unterfunktion (Seite 25) auftreten, sollte der TSH-Wert gemessen werden. Bei beschwerdefreien Menschen ist es aber nicht sinnvoll, den TSH-Wert öfter als einmal jährlich zu bestimmen.

Muss ein leicht erhöhter TSH-Wert behandelt werden?

Wurde bei Ihnen bei einer Routinekontrolle ein leicht erhöhter TSH-Wert gemessen, so empfiehlt sich eine Kontrolle dieses Wertes nach 2 Monaten. In sehr vielen Fällen ist dieser dann normalisiert und es braucht nichts getan zu werden. Bestätigt sich der erhöhte Wert, sollten ergänzend die Antikörper (TPO-, TG-Antikörper) überprüft werden. Wenn diese deutlich erhöht sind, ist die Diagnose Hashimoto-Thyreoiditis gesichert. Wenn Sie Beschwerden haben, kann eine Behandlung beginnen. Haben Sie keinerlei Beschwerden, ist es aber auch durchaus möglich, noch zu warten. Die internationalen Fachgesellschaften empfehlen übereinstimmend eine Behandlung, wenn die TSH-Werte über 10 mU/l liegen. Bei Werten zwischen 4 und 10 mU/l kann abgewartet werden, besonders wenn dies der ausdrückliche Wunsch des Patienten ist.

Wie oft muss ich meinen TSH-Wert messen lassen?

In der Einstellungsphase der Schilddrüsenunterfunktion ist eine Kontrolle der Werte in einem Abstand von 4–8 Wochen sinnvoll. Zu kurze Kontrollabstände führen manchmal zu schnellen Therapiewechseln mit der Folge eines »Rauf und Runter« mit der Therapiedosis. Es muss sich immer erst ein Gleichgewicht der Hormone im Körper einstellen. Wenn eine gute Einstellung erreicht ist, reicht eine Überprüfung des TSH-Wertes ein- bis zweimal im Jahr.

Wie oft werden die Antikörperwerte gemessen?

Prinzipiell dient die Bestimmung der Antikörperwerte nur der Diagnosesicherung. Folgebestimmungen der Antikörperwerte haben keine Auswirkung auf die Höhe der Schilddrüsenhormoneinstellung. Die Antikörperwerte sind weder direkt abhängig vom Befinden des Patienten noch von der Höhe der Schilddrüsenhormoneinstellung. Das schließt nicht aus, dass ein Patient sich zufällig gut fühlt, wenn die Antikörper niedriger sind, oder schlechter, wenn sie höher sind. Die ist aber eher ein Zufall.

Wissenschaftliche Untersuchungen können keinen Zusammenhang zwischen der Höhe der Antikörper und dem Befinden des Untersuchten nachweisen. Werden die Werte in unterschiedlichen Laboren gemessen, können sich zudem völlig andere Werte ergeben.

Patientenbericht

Gertrud B., 48 Jahre

» *Meine Hormoneinstellung bei Hashimoto ist meistens gut. Ich merke eine Unterfunktion eigentlich immer zuerst an meiner Verdauung. Normalerweise ist die ganz regelmäßig. Wenn ich aber eine Verstopfung bekomme, die sich auch nicht bessert, wenn ich viel Gemüse und Ballaststoffe esse, ist der Grund fast eine immer eine Unterversorgung mit Schilddrüsenhormonen. Das ist in den letzten 10 Jahren mehrmals so gewesen. Dann war der TSH-Wert viel zu hoch, meist über 10. Meine Hausärztin hat daraufhin die Schilddrüsenhormondosis gesteigert und nach einigen Tagen hatte sich die Verdauung wieder normalisiert. Nach einigen Monaten war dann die Dosis oft wieder etwas zu hoch, sodass ich wieder weniger Hormon nehmen musste. Meine Hausärztin und ich haben nie herausbekommen, warum die Werte gelegentlich so verschieden sind. Ich bemühe mich jedenfalls, meine Tabletten regelmäßig nüchtern morgens zu nehmen.* «

Wie oft muss ein Ultraschall gemacht werden?

Zur Diagnosesicherung ist eine Ultraschalluntersuchung sinnvoll. Die Untersuchung kann auch dem Ausschluss oder dem zusätzlichen Nachweis eines Schilddrüsenknotens dienen. Folgeuntersuchungen sind nicht zwingend erforderlich, wenn keine Schilddrüsenknoten vorhanden sind, da sich die Therapie nach den Laborwerten richtet. Bei vorhandenen Knoten sollten jedoch ein- bis zweimal im Jahr Ultraschallkontrollen erfolgen. Sinnvoll ist eine Ultraschalluntersuchung natürlich, wenn Beschwerden im Halsbereich neu aufgetreten sind oder eine neu aufgetretene Schwellung bemerkt wird.

Muss ich ein Szintigramm machen lassen?

Zur Diagnosestellung einer Hashimoto-Thyreoiditis wird das Szintigramm nicht benötigt. Ein Szintigramm ist nur sinnvoll, wenn in der Ultraschalluntersuchung zusätzlich ein oder mehrere Knoten in der Schilddrüse gesehen wurden. Folgeuntersuchungen mittels Szintigramm sind nicht sinnvoll. Erst bei (wieder) neu aufgetretenen Knoten kann sich ein neues Szintigramm als sinnvoll erweisen.

Wie hoch ist das Hashimoto-Risiko für meine Kinder?

Es gibt eine familiäre Häufung bei Hashimoto. Die Vererbbarkeit folgt keiner Regel, die das genaue Risiko berechnen kann. Es kann sein, dass niemand der Nachkommen an Hashimoto erkrankt. Eine oder zwei Generationen können krankheitsfrei bleiben und dann taucht die Erkrankung wieder auf. Es gibt allerdings Familien, in denen sehr viele Familienmitglieder betroffen sind. Die Ursache hierfür ist unbekannt. Frauen sind etwa 10-mal häufiger betroffen, sodass das Risiko zu erkranken bei weiblichen Nachkommen höher ist als bei männlichen.

Soll ich meine Kinder untersuchen lassen?

Das Risiko bei einem oder zwei betroffenen Elternteilen, auch an Hashimoto zu erkranken, ist für die Kinder etwas höher als in der Normalbevölkerung. Fast immer taucht die Erkrankung erst im Erwachsenenalter auf. Vor der Pubertät ist sie so selten, dass eine vorbeugende Untersuchung nicht sinnvoll ist. Auch nach der Pubertät bleibt die Erkrankung selten. Es ist erst sinnvoll zu untersuchen, wenn Auffälligkeiten wie verlangsamte Entwicklung oder vermehrte Müdigkeit oder sonstige Allgemeinbeschwerden wie z. B. ständige Kopfschmerzen auffallen. Dies kann bei Kindern ein Zeichen dafür sein, dass eine hormonelle Störung vorliegt.

Warum wechselt die Schilddrüsengröße im Ultraschall?

Der übliche Messfehler bei einer Größenmessung der Schilddrüse beträgt 15–20 %. Dies liegt daran, dass der Arzt ja willkürlich Messpunkte in das Ultraschallbild legt, um die Größe auszumessen. Der gewählte Messpunkt kann daher bei jeder Untersuchung gering anders gewählt sein. Wird durch den Ultraschallkopf Druck auf die Schilddrüse ausgeübt, wird sie flacher und länger. Das kann Messunterschiede ergeben. Die Position, in der der Patient liegt, ist ebenfalls wichtig. Liegt er einmal richtig mit etwas überstrecktem Hals und einmal mit vorgebeugtem Hals, können unterschiedliche Messwerte entstehen. Kleine Schilddrüsen lassen sich in ihrer Größe zuverlässiger messen als sehr große Schilddrüsen. Bei Letzteren gelingt es nicht, sie ganz auf ein Bild zu bekommen. Dann muss je nach Gerät etwas »angestückelt« werden, um die ganze Größe zu erfassen. Das ist immer etwas ungenau.

Besonders groß werden die Messwertunterschiede, wenn verschiedene Ärzte die Messung durchführen. Eine bei der Voruntersuchung größer oder kleiner gemessene Schilddrüse bedeutet also nicht immer, dass sie plötzlich gewachsen oder geschrumpft ist, sondern es kann an der Messung liegen. Viel wichtiger als die Größe im Ultraschall ist ohnehin die Funktion der Schilddrüse, die mit den Laborwerten abgebildet wird.

Worauf müssen Vegetarier und Veganer achten?

Vegetarier und besonders Veganer haben ein höheres Risiko für einen Vitamin-B_{12}-, einen Selen-, Folsäure-, Jod- und Eisenmangel. Viele Vegetarier und Veganer wissen das und achten auf eine bewusste Ernährung, die möglichst viel der Nährstoffe liefert, und nehmen z.T. auch vorbeugend entsprechende Nahrungsergänzungsmittel zu sich, um einen möglichen Mangel zu verhindern.

Kann ich mich als Hashimoto-Patient impfen lassen?

Ja, auch Menschen mit Hashimoto-Thyreoiditis können geimpft werden. Dies wird ausdrücklich von der Ständigen Impfkommission in Deutschland unterstützt. Voraussetzung ist eine stabil eingestellte Stoffwechsellage. In Phasen einer Über- oder Unterfunktion sollte nicht geimpft werden. Dies gilt ebenso wie bei anderen akuten, vor allem infektiösen oder fiebrigen Erkrankungen. Eine Überreaktion des Immunsystems bei einer Hashimoto-Thyreoiditis ist nach dem Impfen nicht zu erwarten. Die Schilddrüsenerkrankung verschlechtert sich nicht. Ebenso muss niemand befürchten, dass eine weitere Autoimmunerkrankung durch das Impfen ausgelöst wird. Dies gilt auch für Kinder und Jugendliche mit einer Hashimoto-Erkrankung.

Soll ich mich gegen Grippe impfen lassen?

Die Ständige Impfkommission in Deutschland empfiehlt die Grippeschutzimpfung allen Personen über 60 Jahren. Auch hier gibt es keine Einschränkungen für Menschen mit Hashimoto-Thyreoiditis, wenn die Stoffwechsellage stabil eingestellt ist. Die Impfung schützt vor der Grippe und beeinträchtigt die Autoimmunerkrankung nicht.

Können Darmbakterien Hashimoto auslösen?

Unsere Ernährung, aber auch die Einnahme von Medikamenten beeinflussen die Bakterienarten unseres Darms. Einige Forschungsergebnisse deuten darauf hin, dass die Art der Besiedlung der Bakterien unseres Darms und das Immunsystem des Darms mit der Entstehung von Krankheiten zusammenhängen könnten. Auch für die Hashimoto-Thyreoiditis wird überlegt, ob der Darm einen Einfluss auf die Krankheitsauslösung hat. Bisher gibt es jedoch keine direkten Beweise dafür, dass dies der Fall ist. Hier müssen wir auf weitere Forschungsergebnisse warten. Sicher ist, dass durch eine alleinige Ernährungsumstellung die Hashimoto-Erkrankung nicht am Ausbruch gehindert werden kann.

Wird Hashimoto in Zukunft heilbar sein?

Die Wissenschaft macht ständig Fortschritte und das wird hoffentlich in Zukunft auch den Menschen mit Hashimoto-Thyreoiditis zugutekommen.

Ein Ansatz, die Schilddrüsenfunktion zu ersetzen, ist die Nutzung von Stammzellen. Sie haben die Fähigkeit, sich zu jedem Organ zu entwickeln. Dazu benötigt es aktivierende Faktoren, die zu unterschiedlichen Zeitpunkten in der Zellentwicklung einwirken. In der Embryonalentwicklung im Mutterleib regelt dies die Natur. Im Reagenzglas ahmen die Forscher diese Vorgänge nach. Die Schilddrüsenforscher sind hierbei schon weit fortgeschritten. So ist es gelungen, aus embryonalen Stammzellen von Mäusen Schilddrüsenzellen herzustellen, die eine künstlich erzeugte Schilddrüsenunterfunktion in Mäusen ausgleichen konnten. Einer anderen Forschergruppe gelang es, aus menschlichen Stammzellen der Haut ebenfalls Zellen zu produzieren, die Eigenschaften von Schilddrüsenzellen haben.

Die Zukunft könnte also so aussehen, dass Menschen eine Hautprobe entnommen wird und aus den vorhandenen Stammzellen Schilddrüsengewebe gezüchtet wird. Auf jeden Fall dürfte dies eine Therapiemöglichkeit sein für Personen, denen seit der Geburt Schilddrüsengewebe fehlt oder denen die Schilddrüse aus anderen Gründen operativ entfernt wurde. Für die Hashimoto-Thyreoiditis ist dies nur dann eine Möglichkeit, wenn es gleichzeitig gelingt, die Autoimmunreaktion zu unterdrücken, damit es nicht erneut zu einer Funktionsstörung der Schilddrüsenzellen oder gar zu einer erneuten autoimmun bedingten Zerstörung des Gewebes kommt.

Eine Möglichkeit, die Autoimmunerkrankung selbst zu beeinflussen, ist die Hemmung der Aktivität von krankheitsauslösenden oder -verstärkenden Zellen des Immunsystems. Diese Zellen gehören zu der Gruppe der weißen Blutkörperchen.

Es ist vor kurzem gelungen, sogenannte kleine Moleküle (»small molecules«) zu entwickeln, die einen hemmenden Einfluss auf die weißen Blutkörperchen ausüben. Hierdurch wird die Autoimmunantwort unterdrückt. Bei einem Mäusestamm konnten diese »kleinen Moleküle« verhindern, dass das Immunsystem weiter aktiviert wird. So konnte die »falsche« Aktivierung des Immunsystems unterbrochen werden. Wenn sich diese Experimente bestätigen und es gelingt, ansonsten gesundheitlich unbedenkliche »kleine Moleküle« für die Behandlung der Hashimoto-Thyreoiditis herzustellen, wäre das eine gute Möglichkeit, diese Erkrankung direkt am Ort des Geschehens zu behandeln. Es ist aber sicher, dass die Entwicklung solcher Medikamente noch Jahre dauern wird.

Glossar

ACTH adrenokortikotropes Hormon; Hormon, das die Nebennierenfunktion steuert
Adrenalin Stresshormon der Nebenniere
Apoptose programmierter Zelltod
Bradykardie verlangsamte Pulsschlagfolge
B-Zellen antikörperproduzierende Abwehrzellen des Immunsystems
Calcitriol aktive Form von Vitamin D
Cholecalciferol Speicherform von Vitamin D
Duplexsonografie Farbdarstellung von Blutgefäßen
Enzym Eiweiß, das die Umwandlung eines Stoffes in einen anderen oder die Aufnahme eines Stoffes aus dem Darm vermittelt
Erythropoietin Hormon der Niere, das die Blutbildung anregt
Fibroblasten Zellen des Bindegewebes
Gastritis Typ A autoimmune Magenschleimhautentzündung
Glykosaminoglykane langkettige Zuckerverbindungen, die in hohem Maße Wasser binden können und vor allem im Bindegewebe vorkommen
humanes Choriongonadotropin Hormon, das in der Schwangerschaft im Mutterkuchen gebildet wird
Hyaluronsäure langkettige Zuckerverbindung, die in hohem Maße Wasser binden kann und vor allem im Bindegewebe vorkommt; ein Glykosaminoglykan
Hyperthyreose Schilddrüsenüberfunktion
Hypophyse Hirnanhangsdrüse
Hypothalamus Teil des Zwischenhirns
Hypothyreose Schilddrüsenunterfunktion
Intrinsic-Faktor Faktor, der für die Vitamin-B_{12}-Aufnahme wichtig ist
Laktase Enzym, das Laktose spaltet
Laktose Milchzucker, Inhaltsstoff mancher Schilddrüsenhormonpräparate
Laktoseintoleranz Unverträglichkeit von Milchzucker
latente Überfunktion Funktionsstörung mit erniedrigtem TSH-Wert, aber noch normalen Werten für freies T3 und freies T4
latente Unterfunktion Funktionsstörung mit erhöhtem TSH-Wert, aber noch normalen Werten für freies T3 und freies T4
Levothyroxin Schilddrüsenhormon mit 4 Jodatomen
Mitochondrien Bestandteile von Körperzellen, die energiereiche Produkte erzeugen
Morbus Biermer Blutarmut durch Vitamin-B_{12}-Mangel
Myxödem Einlagerung von Wasser in die Haut und andere Gewebe bei Schilddrüsenunterfunktion
Noradrenalin Stresshormon der Nebenniere
Osteocalcin Eiweiß, das im Knochen dem Skelettaufbau dient
Osteoklasten knochenabbauende Zellen
Osteomalazie Knochenerweichung als Folge von Vitamin-D-Mangel bei Erwachsenen
Ovarialinsuffizienz Funktionsschwäche der Eierstöcke
Plazenta Mutterkuchen
polyglandulär mehrere Drüsen betreffend
polyglanduläres Autoimmunsyndrom Erkrankung mehrerer Drüsen
prämature Menopause vorzeitiger Wechseljahreintritt
Prävitamin D_3 Vorläufer von Vitamin D
Rachitis Knochenerweichung als Folge von Vitamin-D-Mangel bei Kindern
Schlaf-Apnoe-Syndrom Schlafstörung mit Atempausen
Sinusknoten Ausgangspunkt der elektrischen Erregung im Herzen
Sonografie Ultraschall
Sprue, einheimische anderer Ausdruck für Zöliakie
Struma Schilddrüsenvergrößerung
Szintigrafie Darstellungsverfahren der Schilddrüse mit einer schwach radioaktiven Testsubstanz
Thyreoidea Schilddrüse
TSH (Thyreoidea stimulierendes Hormon) Hormon, das die Schilddrüse zur vermehrten Ausschüttung von Schilddrüsenhormon veranlasst
Thyreostatika Medikamente, die die Schilddrüsenhormonproduktion blockieren
TRH (Thyrotropin-Releasing-Hormon) Hormon des Zwischenhirns, das die Hirnanhangsdrüse zur Produktion von TSH anregt
Transglutaminase Eiweiß, gegen das sich eine Autoimmunreaktion bei der Zöliakie ausbildet
Trijodthyronin Schilddrüsenhormon mit 3 Jodatomen
T-Zellen Abwehrzellen des Immunsystems
Vitiligo Weißfleckenerkrankung
Zöliakie Autoimmunerkrankung des Darms mit Glutenunverträglichkeit
25-Hydroxy-Vitamin-D Speicherform von Vitamin D
7-Dehydrocholesterol Vorläufer von Vitamin D

Literatur

Allelein, S., Feldkamp J., Schott M. Autoimmunerkrankungen der Schilddrüse. Internist (Berl). 2017 Jan; 58(1):47–58

Alexander, Pearce, et al., Thyroid. March 2017, 27(3): 315–389. Guidelines of the American Thyroid Association for the Diagnosis and Treatment of Thyroid Disease during Pregnancy and the Postpartum.

Antonica, F., Kasprzyk, D.F., Opitz, R. et al. Generation of functional thyroid from embryonic stem cells. 2012; 491(7422):66–71

Aversa T et al. Peculiarities of presentation and evolution over time of Hashimoto's thyroiditis in children and adolescents with Down's syndrome. HORMONES 2015, 14(3):410–416

Böttger, R. Autoimmunthyreoiditis vom Typ Hashimoto im Kindesalter – klinische und biochemische Befunde zum Zeitpunkt der Diagnose bei 142 Patienten aus einem Zentrum. Dissertationsschrift, Otto-von-Guericke-Universität Magdeburg, Direktor: Prof. G. Jorch

Brix TH., Kyvik KO., Hegdüs L. A population-based study of chronic autoimmune hypothyroidism in Danish twins. Journal of Clin Endocrinol Metab. 2000 Feb; 85:536–9

Brown, R.S. Autoimmune thyroiditis in childhood. J Clin Res Pediatr Endocrinol. 2013; 5 Suppl 1:45–9

Feldkamp J. Autoimmunthyreoiditis. Diagnose und Therapie Deutsche Medizinische Wochenschrift 2009 Dec.; 134(49):2504–9.

Jonklaas, J., Bianco, A.C., Bauer, A.J., Burman, K.D., Cappola, A.R., Celi, F.S., Cooper, D.S., Kim, B.W., Peeters, R.P., Rosenthal, Sawka, A.M. Guidelines for the Treatment of Hypothyroidism: Prepared by the American Thyroid Association Task Force on Thyroid Hormone Replacement. Thyroid. 2014 Dec 1; 24(12):1670–1751. doi: 10.1089/thy.2014.002

Karlsson, B., Gustafsson, J., Hedov, G., Ivarsson, S.A., Anneren, G. Thyroid dysfunction in Down's syndrome: relation to age and thyroid autoimmunity. Arch Dis Child. 1998; 79:242–245

Khattak, RM., Ittermann, T., Nauck M., Below, H., Völzke, H. Monitoring the prevalence of thyroid disorders in the adult population of Northeast Germany Population Health Metrics (2016) 14:39

Kurmann A.A., Serra M., Hawkins, M. et al. Regeneration of Thyroid Function by Transplantation of Differentiated Pluripotent Stem Cells. Cell Stem Cell 2015; 17:527–42

Lebwohl, B. et al. Long term gluten consumption in adults without celiac disease and risk of coronary heart disease: prospective cohort study. 2017 May 2; 357:j1892. doi: 10.1136/bmj.j1892

Li, C.W., Menconi, F., Osman, R. et al. Identifying a Small Molecule Blocking Antigen Presentation in Autoimmune Thyroiditis. J Biol Chem 2016 Feb 19; 291(8):4079–4090

McLachlan, S. M., Rapoport, B. Breaking Tolerance to Thyroid Antigens: Changing Concepts in Thyroid Autoimmunity. Endocr Rev. 2014 Feb; 35(1):59–105. Published online 2013 Oct 3. doi: 10.1210/er.2013–1055

Pearce S.H.S., Brabant, G., Duntas, L.H., Monzani, F., Peeters, R.P., Razvi, S., Wemeau, J.-L. 2013 ETA Guideline: Management of Subclinical Hypothyroidism. Eur Thyroid J. 2013 Dec; 2(4):215–228. Published online 2013 Nov 27. doi: 10.1159/000356507

Radetti, G., Gottardi, E., Bona, G., Corrias, A., Salardi, S., Loche, S. Study group for thyroid diseases of the Italian society for pediatric endocrinology and diabetes (SIEDP/ISPED): the natural history of euthyroid Hashimoto's thyroiditis in children. J Pediatr. 2006; 149:827–832. doi: 10.1016/j.jpeds.2006.08.045

Rasic-Milutinovic, Z., Jovanovic, D., Bogdanovic, G., Trifunovic, J., Mutic, J. Potential Influence of Selenium, Copper, Zinc and Cadmium on L-Thyroxine Substitution in Patients with Hashimoto Thyroiditis and Hypothyroidism. Exp Clin Endocrinol Diabetes DOI: 10.1055/s-0042–116070 2016 Oct 28. [Epub ahead of print]

Teng X., Shi X., Shan Z., Jin Y., Guan H., Li Y., Yang F., Wang W., Tong Y., Teng W. Safe range of iodine intake levels: a comparative study of thyroid diseases in three women population cohorts with slightly different iodine intake levels. 2008 Jan; 121(1):23–30. Epub 2007 Oct 20

Wirsinga, WM. Clinical Relevance of Environmental Factors in the Pathogenesis of Autoimmune Thyroid Disease. Endocrinol Metab (Seoul). 2016 Jun; 31(2):213–22. doi: 10.3803/EnM.2016.31.2.213. Review

Index

Liebe Leserin, lieber Leser,

hat Ihnen dieses Buch weitergeholfen? Für Anregungen, Kritik, aber auch für Lob sind wir offen. So können wir in Zukunft noch besser auf Ihre Wünsche eingehen. Schreiben Sie uns, denn Ihre Meinung zählt!

Ihr TRIAS Verlag

E-Mail Leserservice
heike.schmid@medizinverlage.de

Lektorat TRIAS Verlag
Postfach 30 05 04
70445 Stuttgart
Fax: 0711 89 31-748

Bibliografische Information der Deutschen Nationalbibliothek
Die Deutsche Nationalbibliothek verzeichnet diese Publikation in der Deutschen Nationalbibliografie; detaillierte bibliografische Daten sind im Internet über http://dnb.d-nb.de abrufbar.

Programmplanung: Simone Claß
Redaktion: Angelika Lenz
Bildredaktion: Christoph Frick, Nadja Giesbrecht
Covergestaltung und Layout: CYCLUS Visuelle Kommunikation, Stuttgart

Bildnachweis
Umschlagfoto: fotolia
Fotos im Innenteil: fotolia: S. 4, 6, 8, 82, 96, 114; Joachim Feldkamp: S. 53–56, 58
Grafik: Christine Lackner, Ittlingen

1. Auflage 2018

Printed in Germany

Satz und Repro: Reemers Publishing Services GmbH, Krefeld, gesetzt in Adobe InDesign CC 2017
Druck: AZ Druck und Datentechnik GmbH, Kempten

Gedruckt auf chlorfrei gebleichtem Papier

ISBN 978-3-432-10448-5
eISBN (ePub) 978-3-432-10450-8

1 2 3 4 5 6